108
大拜式

—— JOYCE 翁憶珍 著 ——

目次

Chapter 1
身體 VS. 大拜式｜身體功能的全面改善｜

Chapter 2
心靈 VS. 大拜式｜心理的健全與心靈的提升｜

Chapter 3
108 拜正確運動法｜暖身・大拜式・收功｜

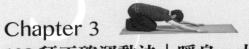

Chapter 4
淨罪集資，就在這一拜
｜大禮拜．嗡啊吽．三十五佛懺｜

附錄：108 大拜式 DVD 光碟

面面俱到的一項全身性運動

吳濬哲　醫師
吳濬哲骨科診所院長

擔任中山醫院骨科醫師多年，看過形形色色、不計其數的病患。身為骨科醫師，當然是以手術性的積極治療方式為多，包括關節鏡手術、關節成形術、關節韌帶重建或修補及其他肌肉肌腱斷裂的修補等；除此之外，也有許多是退化性關節炎或關節軟骨受損的患者。

若是病患的關節或肌肉有問題，但還不到需要開刀的程度，我都會要求他們除了去看復健科、遵照復健科醫師或治療師的建議進行復健之外，也必須自行在關節肌肉可活動的範圍中及疼痛可忍受的程度內盡量活動，量力而為，自行評斷是否可以繼續進行下去，不須勉強一定要做到怎樣的程度，但勉力讓身體「動」起來，是減輕病症、早日康復的不二法則。

「大拜式」這項運動，一來因為節奏徐緩、動作簡單，等於

是種暖身運動，身體各處的肌肉與關節都可從各個角度活動開來，而且對腰椎、四肢等處的關節特別有幫助，所以各種年齡層的人都能做，甚至對於關節肌肉有問題的人來說，比方說退化性關節炎或動過手術者，也不會造成他們的運動傷害或增加運動負擔，可以把它當成是一種復健動作或保健運動來做。二來，這項運動只要持續做，慢慢增加次數，全身的關節與肌肉都會逐漸強化起來，體力、肌力、柔軟度都會變好。如果沒辦法做完整的大拜式，亦可做替代式，一樣有運動的效果，同時次數也不用一定要做到幾次，採漸進的方式鍛鍊，只要慢慢開始活動，就一定會慢慢有進步。

　　因此「大拜式」這項運動，不管有沒有與宗教結合，運動本身就很值得推薦的。即使沒有宗教信仰，也可以單純做它的動作，是一項結合復健與保健、不拘年齡層、天天都可做的好運動。

吳濬哲醫師簡歷
現　　職：吳濬哲骨科診所院長
經　　歷：台北中山醫院院長、台北榮總運動醫學科主任、羅東博愛醫院院長、康寧醫院院長
專長主治：機械人手臂關節置換術、肩關節與膝關節不穩定的手術治療、膝關節軟骨缺損的手術治療、全人工關節置換術、關節鏡手術、肌肉肌腱斷裂修補

讓生命輕盈的飛越

梁庭

時大音樂企畫總監

> 掰下一朵玫瑰的花瓣，
>
> 遙遠的另一個世界就會起某種反應，更遑論殺生。
>
> 如果不能先淨化自己的情緒，
>
> 在心靈修行之途上你將寸步難行。
>
> ——斯瓦米　韋達

　　源於喜馬拉雅山雪域的瑜伽，是一門心的科學，是在身體和心靈間取得平衡，讓自己和大宇宙取得和諧。現在風行世界的各種瑜伽，主要是優美的體位動作，喜馬拉雅雪山的瑜伽大師們告誡，那只是一個過程和方法便門，是透過身體和深層的內在連結。印度備受世人尊敬的哈達瑜伽大師斯瓦米韋達・帕若堤（Swami Veda Bharati）在著作中表示：瑜伽大師幾千年來領略哈達瑜伽的

哲理精髓，一如佛教徒所說十種「波羅蜜多」中的善巧方便。所以瑜伽不單是一種身體的訓練、是一種心靈的修練。

斯瓦米韋達甚至說，練習瑜伽體位法可以幫助消業障，假如能把瑜伽的身體動作當成是一種禮讚，表達對天地、神明的禮讚和禮拜，那麼不只身心得以和諧，也是讓累積的業報在平靜喜悅中得到淨化。

喜馬拉雅山雪域另一側──西藏，人們堅信信仰的力量。迷人的西藏文化充滿了色彩斑斕的宗教氣息。而影響西藏佛教發展的一位修行大成就者──宗喀巴大師，提倡樸實的修行基礎，好好持戒拜懺。宗喀巴大師認為懺除業障、累積福德，能讓行者在修行的路上，一身輕盈的向前走。目前流傳，全身大禮拜的三十五佛懺的修持方法，就是傳承於宗喀巴大師。《掌中解脫》作者帕繃喀仁波切表示，宗喀巴大師之所以能夠利益這麼多廣大眾生，是得力於他在三十五佛懺法門上，非常老實認真的修持。

我有一位朋友，長期默默資助交往多年的男友，卻傷心的發現原來男友早有祕密戀人而分手。那段痛苦的日子，讓她的情緒跌入谷底，看不到陽光，四處求助問為什麼？為什麼？其中一位老師，只是心平氣和的教她懺悔。而這位朋友完全不能接受；錯的是他、受傷的是我啊，怎麼是我來懺悔？

我們一生中，各種不同人際關係的互動，深深影響了我們的生命藍圖，而生命是無限的，只是一次又一次的人生功課。被譽為美國最偉大的催眠師——凱西（Adgar Cayce）累積了一萬多筆的病歷資料。他用簡單的例子來形容「業」的概念，兩個人相約租球場來打網球，場地時間到了，比賽還未分出勝負，他們改約另一個球場繼續賽局。雖然時間、場地都不一樣了，但下一個賽局是由上一局的分數開始，「球賽比數」是個無形的東西，卻是賽局中最真實的一件事。後來我這位失戀的朋友，還是依著高人的建議，每天做懺悔的功課，過了一段時間，她越來越能坦然的接受這個結局，也真心祝福雙方都能有更好的未來。

　　Joyce 老師的拜佛瑜伽，結合了類似瑜伽的拜日式和佛家的三十五佛懺，是很棒的運動課程。既能藉由拜日式的肢體動作，讓身體健康；也藉大禮拜，表達對佛菩薩的禮讚，淨化心靈。Joyce 老師拜佛瑜伽影片中所使用的音樂，是〈密集嘛〉也就是宗喀巴大師祈請文：用這首〈密集嘛〉來做拜佛瑜伽，會有加乘的效果。

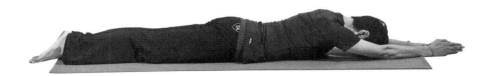

米咩杰位得遷尖瑞錫　（無緣大悲寶庫觀世音）

集咩堪北汪波蔣悲揚　（無垢大智湧泉妙吉祥）

都繃麻呂炯杰桑戚達　（摧伏魔軍無餘秘密尊）

崗尖客北竹尖宗喀巴　（雪頂智嚴善巧宗喀巴）

洛桑札北霞喇受哇得　（賢慧普聞足下作啟白）

　　第一句是禮敬觀世音菩薩的大悲；第二句是禮敬文殊菩薩的大智；第三句是禮敬金剛手菩薩的大力；第四句是讚頌宗大師具備上面三位菩薩般的功德；最後，再次呼喚宗大師的名字，祈求加持。

　　其實我們真的不知道過去做了什麼，但是在優美的鋼琴樂音中，也許放柔心情、放柔身段、放柔肢體、放下心中僵硬的堅持，讓身體虔敬的大禮拜。Joyce 老師結合瑜伽和三十五佛懺，除了專業上的靈感，應該是有得到喜馬拉雅山系大師們的祝福。在此也祝福練習「拜佛瑜伽」和聆聽宗大師〈密集嘛〉的讀者，在大師們的祝福中，為自己、為他人、為世界，淨化業障身心輕安，讓生命輕盈的飛越。

我與 108 大拜式的緣起與親身體驗

　　成為瑜伽老師十數載以來，隨著對瑜伽的鑽研日深，越發深深體會到身心互相影響、不可分離的道理；最難鍛鍊、馴服的不是身體，而是心靈。倘若連自己的心都無法真正調伏，心中沒有定念、充滿煩惱，要如何教導學生靜心專注、幫助他們淨化身心呢？一直到我有機緣開始學習宗喀巴大師所著、日常老和尚傳授的《菩提道次第廣論》（簡稱《廣論》），才發現了讓心得以離苦得樂的依歸。或許可以說，瑜伽讓我的身體找到了道路，佛法則讓我的心靈找到了歸宿，而拜佛的「大拜式」更啟發了我，將瑜伽的身與佛法的心結合在一起，發想出集運動與修行於一身的「108 大拜式」拜佛瑜伽。

徬徨歲月，一盞明燈指引人生方向

　　遇見我的恩師日常老和尚之前，人生充滿了徬徨和迷惘。從小到大，整個求學過程宛如一部滄桑史，不但月考常常考最後一名，而且不斷留級、重考，連我都懷疑自己是不是有學習障礙？這樣的成長過程讓我歷經挫折，一方面對自己喪失了信心，一方面也在老師、同學與家人面前抬不起頭來──尤其感覺非常對不起母親；因為，父親在四十幾歲時已離開了人世，是母親一人獨力挑起養家重擔。

　　在一塌糊塗的學業表現下，我的心中潛藏著出人頭地的渴望，熱切地尋求證明自己的機會，但在機會遲遲不肯到來的情況下，只好閱讀許多勵志書來為自己打氣，也從而發現，心靈的力量可以幫助一個人克服低潮、度過難關，跌倒時還能咬著牙自己爬起來；因此，我不放棄任何一個可能讓自己變得更好的機會，最後在運動領域中，終於做到了這一點。

　　我花了十幾年的時間沒日沒夜的工作，一邊學習，一邊教課，別人遊玩休息時，念茲在茲的不是賺更多的錢或過更好的生活，而是想找到解決生命問題的方法。但後來我發現，身體的病症可以被治癒，但往往無法被克服或解決的，卻是心理的問題，這才

是最大的問題所在。我也發現，要調停散亂的心太困難了，要控制自己起伏不定的心情與脾氣，時時做到靜心，幾乎是不可能的事。在我周遭，好像沒有一個人是真正快樂的！在人生這條苦短又充滿挫折的道路上，需要有人教我好方法，告訴我人生的方向和目標。

直到我有機會透過一六〇卷講授《廣論》的錄音帶，接觸到日常老和尚的教導（我沒能親炙日常老和尚的教誨，因他已在十多年前圓寂），一字一句地教會我認清煩惱的真相，以及煩惱如何對我們生生世世造成嚴重的傷害；最重要的是，他讓我得以接觸到佛陀智慧的言語，讓我了解因果關係，知道要怎麼做才能徹底解決問題、真正離苦得樂。這才恍然大悟：心病還需心藥醫，原來佛法就是心藥、就是心法，能治癒一個人的心。

108 大拜式，不可思議的親身體驗

日常老和尚啟發並教育了我，讓我能夠走出自我，生起一顆想去利益一切有情的慈悲心；而韓國畫家韓敬惠靠著拜佛克服自身殘疾的實例，對我也是個很大的激勵。因此，我推出了「108大拜式」拜佛瑜伽這樣的課程，不僅和一般瑜伽課程一樣可以鍛鍊身體，還多了修練心靈的作用，藉此幫助我的學生，讓他們可

以用這個方法不斷地來回練習，解決問題。

　　就我的觀察，一般人若非天生就喜歡運動，大部分會想要開始運動的人，通常是因為身體有些狀況，譬如病痛不舒服、年紀大體力變差、身材走樣等等，使他們產生想去改變或改善的動機。就連我自己在三十幾歲開始想運動，也是因為當時生病剛開完刀，感覺自己很容易就會受傷，體能狀況很差──差到連轉個瓶蓋，一用力就昏眩，或是從椅子上一站起來，馬上腳踝就拐到受傷，接下來兩、三個月都不能走路。

　　但是經過十幾年來的瑜伽訓練，尤其到近三年多來我每天持續練習、親身體驗拜三十五佛的「大拜式」，透過最近發生的一個意外事件讓我赫然發現，原來自己的身體狀況已不可同日而喻，與以前那病懨懨的藥罐子有著天壤之別。有天晚上，剛教完 108 大拜式的課，下了車走在回家的路上；當時天色已晚，才走上人行道，突然，一輛速度飛快的單車不知從哪裡冒出來，冷不防地撞上了我，撞擊力道之大，讓我彈飛出去、結結實實地摔在人行道的石磚上。事情發生在一瞬間，就在我還搞不清楚是怎麼一回事時，人就已經被撞飛了；當回過神來，才搞清楚自己身體的左半側撞擊到地面。但是當我爬起檢查身上有無受傷時，除了被腳踏車撞到的小腿肚及撞到地面的左臀有皮肉疼痛感外，其他部位竟完全沒事。事實上，在被撞到時，感覺自己的身體像是一顆彈

出去的球；如果我的身體沒受過訓練，我的肌力、關節柔軟度、靈活度、神經反應等都沒有這麼好的話，很可能我一撞到地面，不管是髖關節或因反射作用而去撐地的手臂，馬上就骨折了。這個意外事件更讓我深深體會到，平常所做的任何訓練、所下的任何工夫，平時或許看不出成效，但是在短短的數秒間，就派上了最大的用場。

拜佛瑜伽能量，對身心靈的奇妙改變

我在推出 108 大拜式的課程前，自己已經拜三十五佛的大拜式長達兩年多，親身體驗了這項運動與眾不同的功效和無與倫比的能量。其實以我自己好動、好變化的個性來說，並不喜歡像是跑馬拉松、踩飛輪這類動作重複無變化的運動，但是後來開始練太極、氣功，乃至大拜式，都給了我極好的修練機會；現在的我，非常願意回到基本面去下工夫，每一天、甚至每一次做大拜式，對我來說都是一個新的開始，讓我得以感覺當下的身心狀態是否平衡。

開始做大拜式後，我的身心想法，乃至機緣際遇，都有了很大的轉變。身體上的改變是我瘦了很多，但以我的年齡、已經適應了平日運動強度的身體及必須負荷各項大小事務的體力來說，

若說要維持現狀還可以，想要再瘦下來著實不易；我除了以前在練強度極為激烈的阿斯坦加瑜伽（Ashtanga）時，才有可能瘦到現在的程度。但做了大拜式後，一方面胃口變小，對食物的要求降低；另一方面，這項運動會讓人產生源源不絕的能量，所以雖然吃得少，仍可保有充沛飽滿的精神與體力。

至於心靈上，最明顯的就是我對親人、對自己的際遇，甚至對周遭的人事，在關係與想法上都有了很大的轉變。譬如，以往我不會設身處地為母親著想，只是一味堅持自己認為對她最好的事，但後來，我甚至可以做到「百分之百」順她的意而不去忤逆。在成為瑜伽老師前，我受過卡內基等專業的訓練，也在上市公司做到位居副總的要職，每天為了資金調度焦頭爛額，甚至因為作保而背負債務，包括自己親人的債務問題，覺得自己這一生就是來還債的；試想，我不過是一個平凡人，一個平凡人把自己努力賺到的錢都奉獻出去給別人還債，心理怎麼可能會平衡？但是到了後來，我可以把這些都放下，調整到沒有絲毫怨言的心態。更奇妙的是，仍然存在的債務也透過某些機緣巧合的調整，在我的心中已不會造成任何影響了。

開始學佛、做大拜式後，深深體會到一切因緣聚合冥冥中都有著巧妙安排，當你自己開始變好時，也會開始覺得外在環境跟著變好了，於是許多「順緣」，比方說人際關係，就會開始有所改

變：可能是別人開始會為你設想，也可能是以前你十分在意或執意去爭取的一些事情，會開始覺得沒那麼重要，抑或不想去計較了。

發心為利他，利益眾生要有菩提心

正因為親身體驗過大拜式的功效，所以我不但推出 108 大拜式的課程，更盡量把這項元素融入不同的課程中，不管是基礎瑜伽、陰陽瑜伽、甚至是私人課程中，只要一有機會，我就讓學生做。因為我發現，教課的方向與內容不需要一直改變，也不需要去做高難度的動作，只要讓學生們把基礎打穩，持之以恆地做下去，效果自然就會出現，讓他們十分受用；而我試過種種的瑜伽，也發現簡單的大拜式對他們的幫助，其實是最大的，他們的觀念、智慧等各方面的啟發，都會一點一滴地顯現出來。因此，表面上我好像只是帶著他們去做這些動作，但實際上完全不止於此，可說完全有別於一般的瑜伽訓練。

當然，持續性對任何事情來說都是一項挑戰。在我學習佛法的過程中，對於師父日常老和尚教導的一句話，我深有同感，他說，人寧願與煩惱相應，與佛法三寶不相應；所以即便是痛苦的，人還是寧願沉浸在自己的煩惱之中，這反而是他的舒適圈，因此你要打破他的慣性、跟他的慣性拔河，讓他能夠脫離自己的慣性

而精進，相當不容易。而我也是從師父的言語中才逐漸認識佛菩薩，發現師父在幫助別人時，竟是完全不計任何代價；我從這一點，才開始學會不放棄，始終對人性抱持著希望（否則依我以前的脾氣，遇到學生不受教時，心中就會想請他們立刻換老師！）。因此，雖然我看到許多學生做了 108 拜之後有相當的成效，但是當學生狀況不好、無法持續，甚至逃避時，還是會不斷鼓勵他們、給他們信心，不會棄他們於不顧。

正如師父所發的菩提心，如果這些學生能夠和我一樣，克服自己的障礙，必定可以發揮自己的力量，將這種好的、正面的感覺帶給家人朋友，甚至帶著行動不便的父母、家人一起誦念三十五佛、一起做大拜式，不斷將這股力量擴散出去利益眾生。而就像師父所言，一次跨一步，到有一天你可以成佛時，靠的也還是這一步；所以我也鼓勵學生們說，我們也是一次一拜，不管最後能做到多少拜，靠的也還是這一拜。

當然，108 大拜式並非解決所有問題的萬靈丹，但是只要你願意嘗試，願意去了解它的內涵，必然會發現 108 大拜式是一種淨化與療癒的方式，不但讓你的身體體質改善，心靈素質也跟著改變！

108 大拜式，能量源源不絕療癒身心靈

　　從我正式開始教授瑜伽，至今已邁入第十四個年頭，授課時數也超過了上萬個小時。在這段不算短的歲月當中，接觸過各行各業、形形色色的學生，他們來上課的目的，有的是為了緩解身體上的疾病或疼痛，有的是為了改善心理上的病症與不適，有的是為了保持健康、增強體力，有的則是為了減重瘦身、雕塑曲線；雖然目的各個不同，但不管是為了身心健康，還是為了外觀著想，潛藏在這些表面目的之下，他們真正想要的，其實是一種「改變」：他們希望藉由運動這個方法可以改變自己、改變自己的生活，甚至改變自己的人生。

為什麼要學習 108 大拜式？

　　十多年來的瑜伽學習經驗與教學經歷之中，接受過許多瑜伽大師的指導，也獲取過多項的國際師資認證，但是浸淫在這個領域，經過不斷的探索、學習與開發之後，我以個人親身經驗與教學觀察斷言，「108 大拜式」拜佛瑜伽，是一種最具「改變威力」的瑜伽，因為它改變的不僅是身體層面，更是心靈層面，讓一個人產生由內而外的明顯改變；而這種改變之大，連周遭的人都可以感受得到，甚至蒙受其益。

　　現代人不僅身體上有各式各樣的病痛，心理上的煩惱更是層出不窮，看醫生只能治標，暫時性解決了，過一段時間後，問題再度浮現，反反覆覆，永無止境。108 大拜式，簡單來說就是結合運動與修行雙重功能的瑜伽，與其他運動或瑜伽不同之處，在於它雖然是從身體的鍛鍊出發，卻可以透過身體的鍛鍊進入深層的心靈，在潛移默化中淨化身心，讓身體與心靈兩方面都能明顯地感受到源源不絕的能量。當身心同時為充實的能量所療癒，呈現出來的必然是正面的結果：不僅身體的病症可以被緩解治癒，內心也會感受到平靜快樂，對人對事更能從光明面著眼，遠離貪嗔癡的煩惱，朝向多造善業的正向前進。

其實，不只是學生會有這些問題，包括我們自己身為教練，經常要邊學邊教，也會感覺到，並非所有的瑜伽知識都能解決我們的問題、都能讓我們從中找出解答；我們的心靈倘若沒有正確的依歸，也常常會有不確定、不踏實的感覺，常常會「空掉」。自己是在三年多前，因緣際會，開始接觸到大拜式的威力，並親身體驗了兩年多，才將其與瑜伽結合，推出「108 大拜式」的拜佛瑜伽課程。拜佛的威力流傳已久、古有明證，從佛教源遠流長的歷史中即可舉出多不勝數的實例，譬如藏傳佛教宗喀巴大師；而今日亦有韓國畫家韓敬惠可茲為證，都是有智慧者的成功實例。遵循智者前賢的腳步與方法，必然可以少走許多冤枉路而獲得同樣的成效。

事實上，自從在各個會館推出這樣的課程以來，根據我的觀察，幾乎八成到九成的學生都固定會來上課，這在健身課程五花八門、學生也常常在求新求變的情況下，實屬不易。否則相較於其他瑜伽課程內容的活潑多樣，108 大拜式的練習相當固定而規律，注重的是基本功，並不特別花俏或有趣；所以可以肯定的是，這些學生必然感受到大拜式的練習對自己有相當的幫助，才有可能持續下去。

為什麼是 108 拜？

108 大拜式是結合「三十五佛懺」的拜佛瑜伽，「三十五佛懺」拜的是三十五尊佛（這一點後續將加以詳述），再加上阿彌陀佛，即為三十六佛，也就是要拜 36 拜；而 108 拜的設計是拜三輪（次），也就是拜三次的 36 拜，所以加總起來共為 108 拜。此即為 108 拜的由來。

我之所以設定要做到 108 拜，是以運動的觀點著眼；任何運動一定要做足一段時間，才能掌握動作的準確性、提升到一定程度的質量，對身體的效果才會顯現。就拿進行某項以瘦身為目的的運動為例，也必定要運動到比方說三十分鐘、四十分鐘，才會開始流汗、燃燒熱量、燃燒脂肪；如果身體才剛要開始燃燒脂肪，你就喊卡，停了下來，等於前功盡棄，不是很可惜嗎？因此，只要能夠每天進行 108 次的大拜式，相當於每天可獲得足夠的運動效果與身心能量，就像在幫你的身體進行充足的保養，讓它得以持之以恆地順暢運行。甚至當你開始覺得 108 拜太過輕而易舉時，甚至可以自行增加次數都沒有問題。

剛開始，初學者可能還沒有體力或基本功一次完成 108 拜，必須透過漸進式的訓練；所以在課堂上，我會以三輪（三個階段）的方式來進行，一輪進行 36 拜。對於初學者，最重要的是跨出第

一步，先認識自己身體的感覺，逐步進入狀況。剛開始可以只做一輪，從 36 拜開始，等身體逐漸習慣這樣的運動強度，就可以自動提升要求，朝完成 108 拜的目標邁進。

許多人剛開始聽到「108 拜」，會問我這「108」代表了什麼？是不是可以獲取 108 種好處？ 108 拜的由來剛才已經說明過，但事實上，拜佛這種全身性的運動，對人體可產生極為正面的影響，不管是從西醫或中醫的醫學觀點，甚至從體適能或瑜伽的運動角度來看，都有莫大的健康功效；倘若從拜佛的角度來看，拜三十五尊佛就有三十五種好處，所以若說 108 拜可以享有 108 種好處，也沒錯，而且可能還不止呢！

連瑜伽老師都會瘦的 108 大拜式

教授 108 大拜式的課堂上，有些學生會主動來和我分享自己的心得與收穫。他們有的是原本有二尖瓣脫垂要開刀，有的是膽固醇過高，有的是先天白血病，有的是肺纖維化，有的是失眠問題，有的是躁鬱症、恐慌症等心理情緒的問題，有的是身體虛弱、體力不濟的藥罐子；各式各樣的病症都有。而做了 108 大拜式一段時間後，發現不管是身體病症或心理狀況都穩定了下來，並且產生很明顯的改善效果。

若是就十個人中有九個都相當關心的運動瘦身效果而言，以我自己拜 108 大拜式的親身體驗來說，不但體重減輕、體脂降低，連小腹都平坦了。倘若以我身為瑜伽老師，平日的運動量如此之大、運動強度如此激烈，都還可以變瘦的話，那麼一般人更是不用說了；以我幾十年的瑜伽訓練與經驗觀察至今，發現如果想瘦小腹，108 大拜式真的最有用。因為一個跪拜的動作就像在做仰臥起坐一樣，小腹的肌肉經過收縮又按摩，同時還可刺激到內分泌腺體；而且它除了真正有運動到的效果之外，與一般運動光靠燃脂、流汗而瘦的不同之處在於，它對我們所帶來的改變威力。舉例來說，我們在做 108 大拜式時，每做一拜，都會配合口誦「嗡啊吽」與三十五佛的佛號；其中的「嗡啊吽」，威力就在於去除心中的貪嗔癡，包括改變你的胃口、降低你對食物的要求，不會在運動後又大吃大喝一頓，馬上把消耗掉的熱量補回來；持續做下去，養成慣性之後，改變的效果就會愈來愈明顯。

　　不過，108 大拜式和其他的運動一樣，最大的一項考驗就是能否持之以恆。看到許多學生做這項運動進展到一個程度，覺得自己的狀況有改善、變好了，就停頓下來，沒能再持續下去，於是本來產生的效果因而中斷，身體狀況不進反退，老毛病又出現了。持續性對每個人來說都是一項挑戰，即便對我也是如此；我的工作已經是整天都在運動了，回到家，往往也會累到只想倒頭

就睡。但是，我把 108 大拜式當成是個人精進的功課，因此不管是否有辦法做到 108 拜，做多做少，還是堅持每天都要做，為的就是保持自己的持續性與精進心，因為只要一中斷，很容易就會懈怠荒廢、前功盡棄。

如何踏出你的第一步

因此，為了養成習慣、保持持續性，你的目標應該是把 108 大拜式當成生活的一部分，就像吃飯、睡覺、工作一樣，是生活中十分自然而且不可或缺的一項活動。好消息是，「108 大拜式」這項活動一點都不難，隨時隨地都可以進行，只需要一塊瑜伽墊及這塊瑜伽墊大小的空間，動作簡單而規律，可謂是一項老少咸宜、人人可做的運動。

剛開始，不需要設定自己每天一定得完成 108 拜，你的目標應該是要把每一個「大拜式」的動作做到確實而到位。所以我的建議是，每天先以十五分鐘的時間完成 36 拜，持續以一週至少三次的頻率，先進行三個月的練習，觀察自己身體的改變；倘若 36 拜有困難，甚至可以先做 24 拜、12 拜，都沒有關係，慢慢地去熟悉它的動作。

我看過許多平時沒有運動習慣的學生，體力也沒有特別好，在經過練習後，還是可以跟著拜到 108 拜，而且愈拜愈有勁，能量愈來愈充沛飽滿。這是因為跪拜不僅是一種身體的運動，也是一種心靈的修行，它會把心的力量提升起來，調整我們每天受外在環境影響而失去平衡的身心靈，讓我們的身體更靈活、呼吸更自由、心情更自在；同時對於忙碌的現代人來說，想要運動又想要修行，有時很難擠出兩份時間，108 大拜式即可讓你快樂運動、歡喜修行，一舉數得。

　　當你練習一段時間之後，必然會感受到 108 大拜式是淨化也是療癒，讓你的身體體質改變，心靈素質也跟著改善。剛開始踏出第一步時，身體的感覺一定是辛苦而費力的，但等到習慣之後，你會發現自己在做這項運動時很快樂。相信我，堅持下去，一定會感受到自己身心靈的改變，甚至你的生命格局，也會因此而變得不一樣！

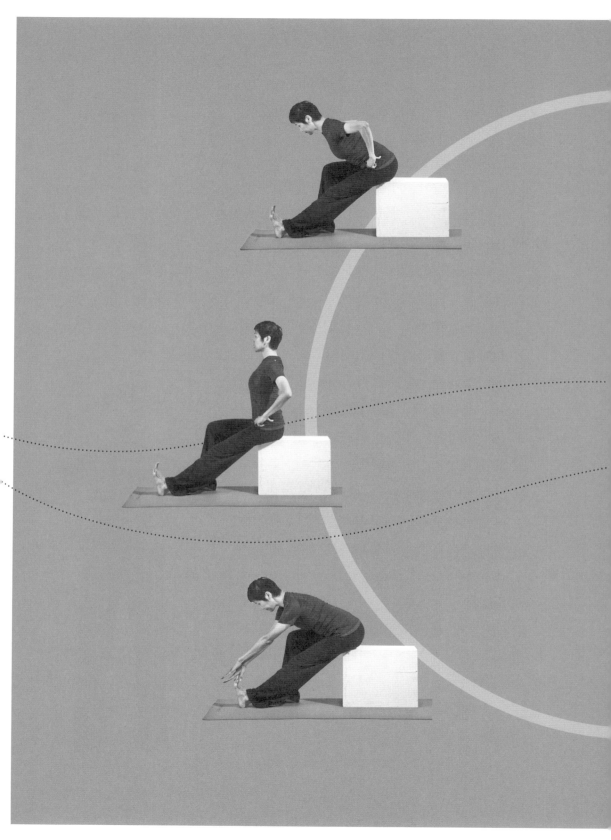

Chapter 1

身體 VS. 大拜式

身體功能的全面改善

從事一項最簡單方便、
隨時隨地皆可進行的全身性運動，
卻對身體的幫助最大，
這才是最聰明的運動方式。

身體 VS. 大拜式
身體功能的全面改善

　　大部分的現代人都體認到運動對人體健康的重要性，也或多或少有淨化的概念，知道身體如果不動，廢棄物與毒素就無法排除；但是據我的觀察，有許多人往往會一窩蜂的去從事某些熱門的、或是新穎的運動，卻沒能先去認識自己的身體，了解這些運動是否適合自己的體能、是否可以確實加強自己所缺乏的部分或是否可以全面性地改善身體的功能。正因如此，才會有不當的運動傷害及運動成效不彰的結果出現。我們應該打破的迷思是，並非激烈、長時間的運動對身體就會有最大的幫助。事實上，運動不一定要激烈，時間也不一定要長，現代人倘若能夠在每天忙碌的行程中擠出短短的十五分鐘、半個小時的時間，從事一項簡單方便、隨時隨地皆可進行的全身性運動，卻對身體的幫助最大，這才是最聰明的運動方式。

自我 檢測　評量你的身體狀態

　　仔細回想，你今天早上起床時，身體的感覺如何？昨晚上床後，花了多久時間入睡？你上次仔細檢視鏡子中的自己，是什麼時候的事？你覺得自己看起來如何？你覺得自己的身體狀況是否符合你的年齡？你每天有沒有正常排便？你的身體有什麼部位不適？腰痠背痛或關節僵硬？你是否經常彎腰駝背、無精打采？

　　這些都是身體的語言，你每天都有仔細聆聽嗎？

　　下面是一些簡單的自我檢測動作，也是保護運動安全的肌力動作。想想看，你已經有多久沒有做過這樣的動作了？

軀幹檢測

坐姿前彎

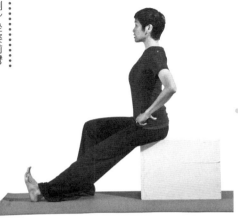

1 坐在椅上,雙腿往前;一腿屈膝,一腿伸直、腳掌勾起。

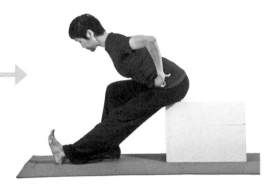

2 直背從髖關節往前彎。

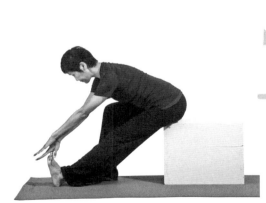

3 手指碰觸腳尖。

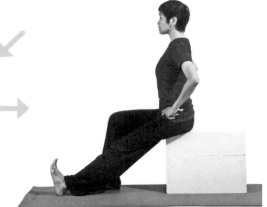

4 身體回正。

POINT

可能會有的困難

下肢柔軟度不足,背部及髖關節過於僵硬,無法往前彎至手指可碰觸到腳趾的角度。

單腳平衡

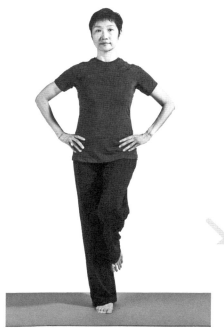

1　以單腳站立，保持身體平衡，維持
　　30 秒（右腳練習）。

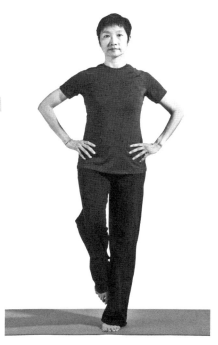

2　左腳練習。

可能會有的困難

平衡感不佳，容易站立不穩或跌倒。

軀幹檢測

側角轉動式

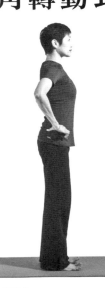
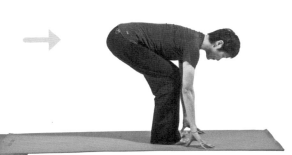

1　預備動作。

2　前彎手觸地。

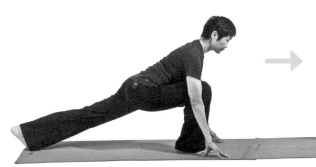
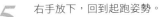
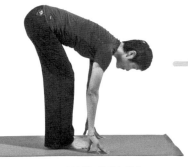

5　右手放下，回到起跑姿勢。

6　左腳收回，回到前彎手觸地動作。

可能會有的困難

POINT 雙腿腿筋、髖關節過於緊繃，無法跨開至較大角度；腳筋過於緊繃，腳跟無法著地；一手舉高、一手撐地時無法維持平衡。

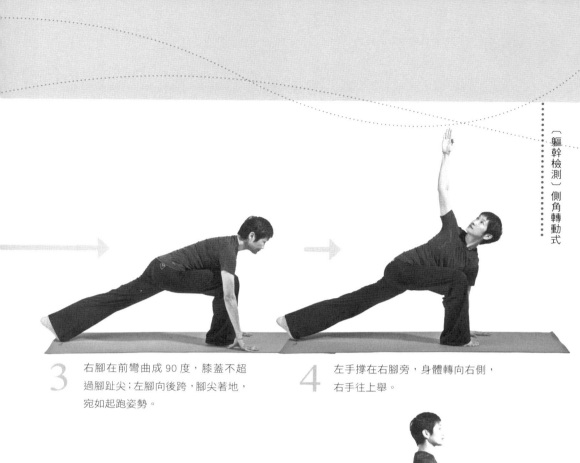

3 右腳在前彎曲成 90 度，膝蓋不超過腳趾尖；左腳向後跨，腳尖著地，宛如起跑姿勢。

4 左手撐在右腳旁，身體轉向右側，右手往上舉。

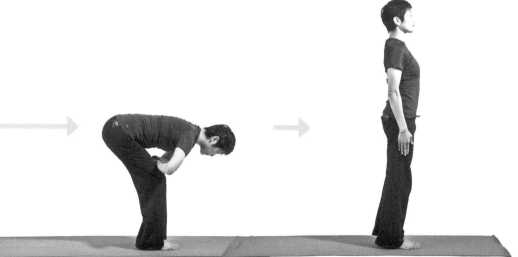

7 手扶大腿，起身。

8 回復預備動作。換邊做相同動作。

軀幹檢測

肘撐棒式

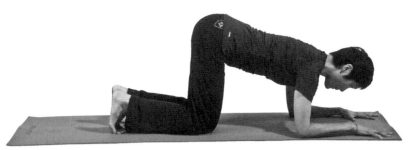

1 伏地挺身預備姿勢。

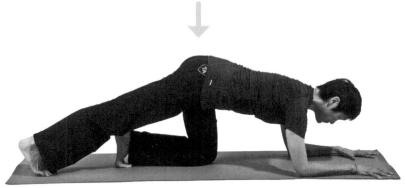

2 進而雙腳往後伸直，以腳趾撐地。

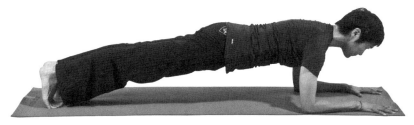

3 雙肘撐地,以核心肌群力量挺胸收腹夾臀,
身體打直成一直線,維持 20 秒。

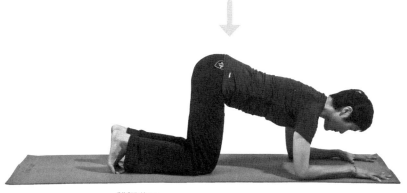

4 雙腳收回。

POINT

可能會有的困難
肩膀、手臂或核心腹背無力,沒有撐地的力量;會彎腰駝背,無法挺
直身體成平台狀。

上肢檢測

平台下降

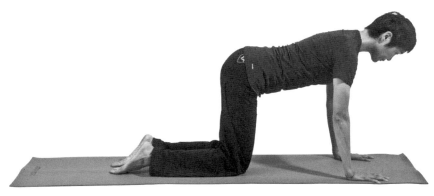

1　先以雙手撐地，雙膝著地。

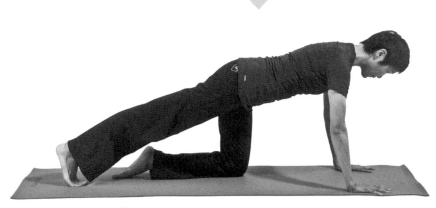

2　進而雙腳往後伸直以腳趾撐地。

可能會有的困難

肩膀、手臂或核心腹背無力，沒有撐地的力量；會彎腰駝背，無法挺直身體。

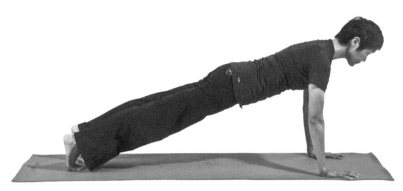

3 身體宛若伏地挺身的斜板姿勢，雙手撐地停留 10 秒。

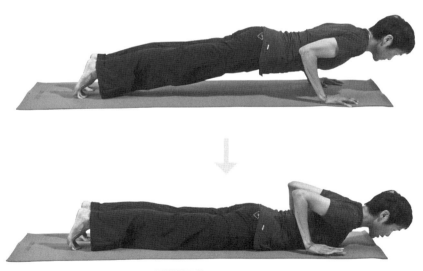

4 再慢慢下降。

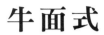
上肢檢測

牛面式

〔上肢檢測〕牛面式

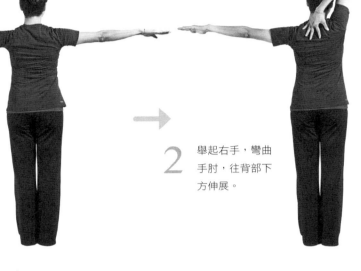

1 伸展背部。

2 舉起右手，彎曲手肘，往背部下方伸展。

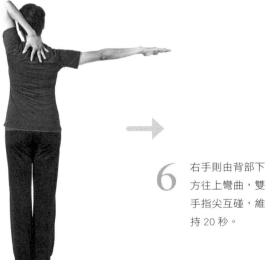

5 舉起左手，彎曲手肘，往背部下方伸展。

6 右手則由背部下方往上彎曲，雙手指尖互碰，維持 20 秒。

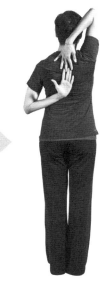

3 左手則由背部下方往上彎曲，雙手指尖互碰，維持20秒，再換邊。

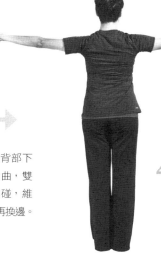

4 換邊。將雙手鬆開平舉以伸展背部。

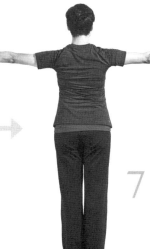

7 將雙手鬆開平舉，以伸展背部。

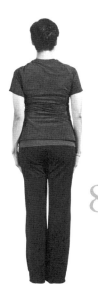

8 完成，將雙手放下。

可能會有的困難

肩膀關節僵硬不夠柔軟，雙手無法往後背延伸，上下手指無法相碰。

041

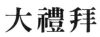

上肢檢測

大禮拜

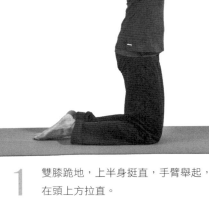

1 雙膝跪地，上半身挺直，手臂舉起，在頭上方拉直。

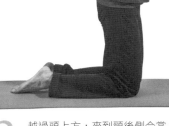

2 越過頭上方，來到頸後側合掌。

POINT

可能會有的困難

肩關節的活動度不夠，手臂無法彎曲至頸後方合掌。

座椅式

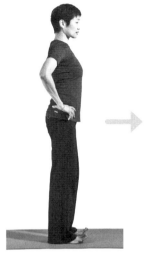 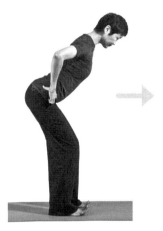 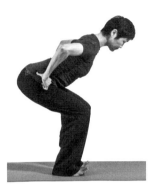

1 身體自然站立，兩腳打開與肩同寬。

2 慢慢下蹲，臀部往後。

3 屈膝半蹲，膝蓋不得超過腳趾尖。

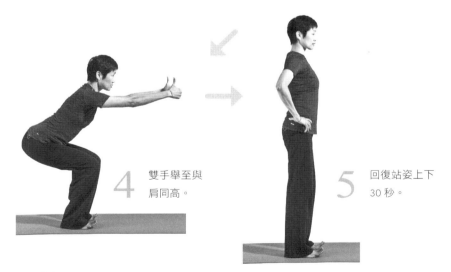

4 雙手舉至與肩同高。

5 回復站姿上下30秒。

POINT

可能會有的困難

髖關節與脊椎太過僵硬而無法往後半蹲；直腿前彎，壓迫到脊椎；蹲時，膝蓋可能會超過腳趾尖。

下肢檢測

蹲跪姿

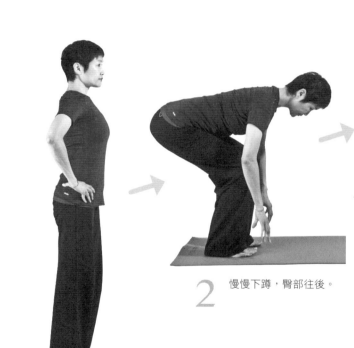
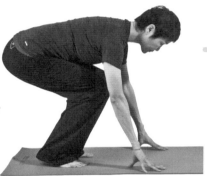

3 雙手往前先撐地。

2 慢慢下蹲，臀部往後。

1 身體自然站立，兩腳打開與肩同寬。

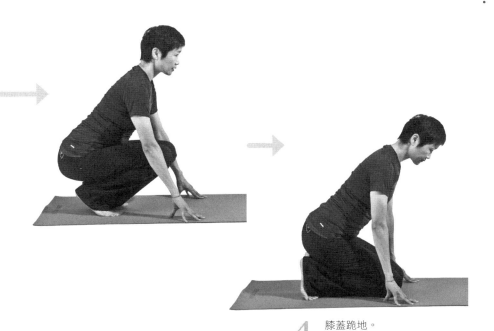

4 膝蓋跪地。

POINT

可能會有的困難

直接下跪沒有用雙手先撐地，容易傷到膝蓋；下背部柔軟度不夠，無法前彎；腿的肌力不足，無法支撐；後腳筋太緊，無法蹲跪。

下肢檢測

提膝抬腿

〔下肢檢測〕提膝抬腿

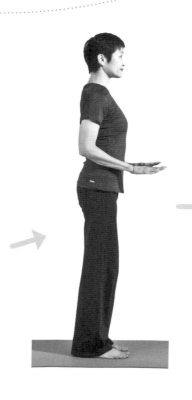

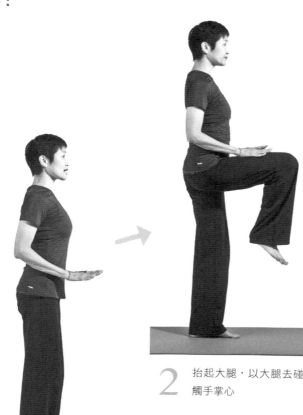

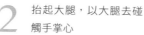
2　抬起大腿，以大腿去碰觸手掌心

1　挺直身體，肩膀放鬆，手肘與手臂成 90 度，手掌向下平放。

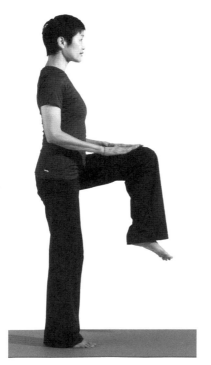

3　單腿2分鐘內做100下。

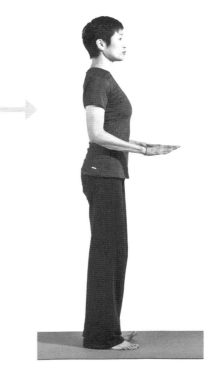

4　腳收回。

可能會有的困難

大腿的股四頭肌無力，抬腿高度不夠，無法碰觸到手掌。

下肢檢測

左右跨弓步

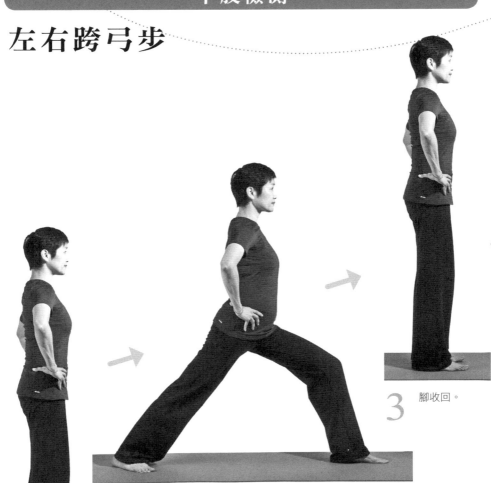

1　手扶髖部。

2　一腳往後跨，腳跟著地；一腳在前維持 90 度，膝蓋不超過腳趾尖。

3　腳收回。

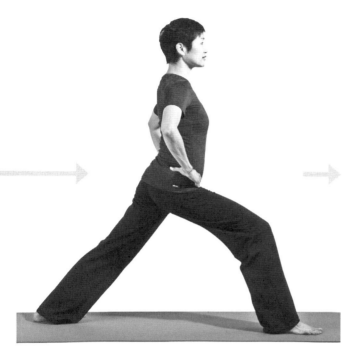

3 換邊做相同跨步動作。
30 秒內做 10 次。

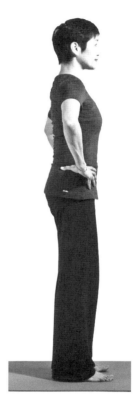

4 腳收回。

可能會有的困難

髖關節的柔軟度與開展度不足，交換跨步的動作不夠靈活；腳筋過於
緊繃，腳跟無法著地。

在做這些動作時，你的身體是毫無窒礙、姿勢到位，還是會有困難？如果現在就有困難的話，你能想像再過十年會怎樣嗎？

如果做這些動作時有困難，很可能你平常極少做到這些動作，某些關節很僵硬，或是身體有些部位的位置不正確（譬如脊椎側彎），那麼你在運動時，很可能會一個不小心，傷到脊椎或膝蓋等部位。倘若你連上述的檢測標準都達不到，就要從現在開始加強訓練，幫身體各部位回歸到正確的位置，在關節結構穩定的情況下，重新培養你的肌力與體能。

人體地圖：認識你的身體結構

每個人在進行任何運動之前，都應該先認識自己的身體，並了解這項運動可以改善身體的什麼部位、加強什麼功能，也可藉此避免運動傷害。因此，我們對人體的結構，包括五臟六腑、肌肉關節、主要經絡、內分泌腺體分布及七大脈輪，都應該先有基本的認識。

人體的「五臟」指的是心、肝、脾、肺、腎，「六腑」則是指膽、胃、小腸、大腸、膀胱及三焦；八大肌群包括了腿部肌群、胸部肌群、背部肌群、腹部肌群、肩部肌群、肱三頭肌、肱二頭肌、臀部肌群，重要關節則包括有頸椎關節、肩關節、腰椎關節、髖關節、肘關節、膝關節、踝關節等。

人體運輸氣血的經絡有十二條，即與心臟循環有關的心經、心包經、小腸經，與呼吸系統有關的肺經、大腸經、三焦經，與消化系統有關的胃經，與排泄系統有關的膀胱經，與造血功能有關的肝經、腎經、脾經，與排毒功能有關的膽經；倘若再加上脊椎前後的任督二脈，總共就是十四條經絡。主要的內分泌腺體包括了腦垂腺、甲狀腺、副甲狀腺、腎上腺、胰臟、卵巢、睪丸等，而七大脈輪從上而下，分別為頂輪、眉心輪、喉輪、心輪、臍輪、生殖輪、海底輪，分別對應著不同的內分泌腺體。

　　從下列的圖示中，我們不但可以看到這些從各方面來分析人體結構的人體地圖，還可以看到 108 拜的「大拜式」如何在各方面對身體功能產生全面性的影響與改善。

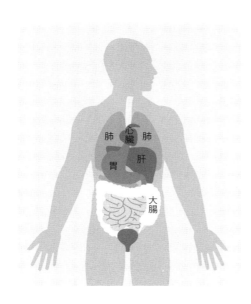

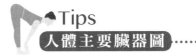

Tips
人體主要臟器圖 ……

● 大拜式中的跪拜、起身等持續動作，可以不斷地按摩位於身體前側的主要內臟器官。

● 雙手於頸後側合十的伸展動作，對心臟與肺臟特別有幫助。

● 身體趴地的動作，可以按摩到腸道等消化系統。

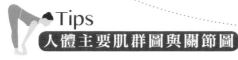

Tips
人體主要肌群圖與關節圖 ···

大拜式的站、蹲、跪、趴動作，會運動到幾乎全身的肌群與關節。

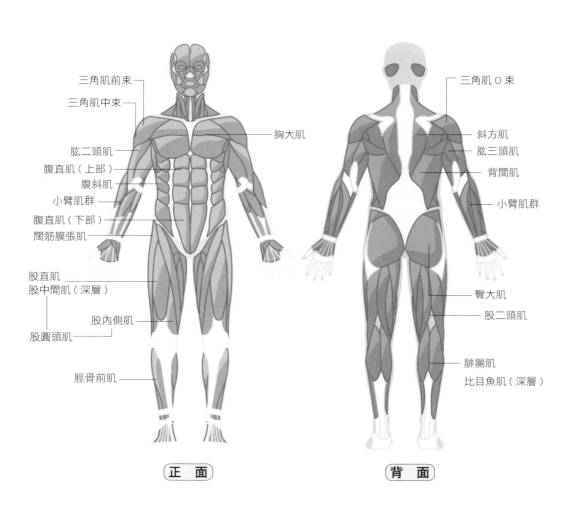

正面 の肌群：
三角肌前束
三角肌中束
胸大肌
肱二頭肌
腹直肌（上部）
腹斜肌
小臂肌群
腹直肌（下部）
闊筋膜張肌
股直肌
股中間肌（深層）
股內側肌
股圓頭肌
脛骨前肌

正　面

背面 の肌群：
三角肌〇束
斜方肌
肱三頭肌
背闊肌
小臂肌群
臀大肌
股二頭肌
腓腸肌
比目魚肌（深層）

背　面

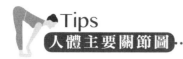
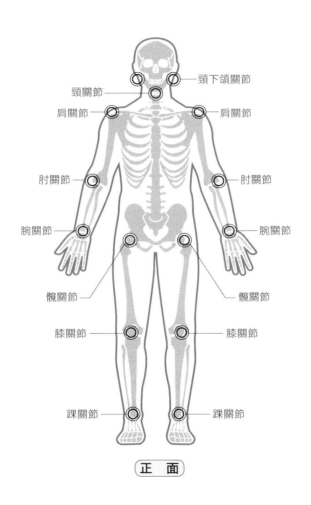

頸下頜關節
頸關節
肩關節　　　　　　　　　肩關節
肘關節　　　　　　　　　肘關節
腕關節　　　　　　　　　腕關節
髖關節　　　　　　　　　髖關節
膝關節　　　　　　　　　膝關節
踝關節　　　　　　　　　踝關節

正　面

Tips
人體主要經脈分布圖 ···························

● 大拜式的站、蹲、跪、趴動作，幾乎可以拉開全身的經絡並培養氣血，從而補充
內臟、微細血管、細胞等養分。

● 拉到身體前方的任脈，尤其對女性的生殖力有極大助益。

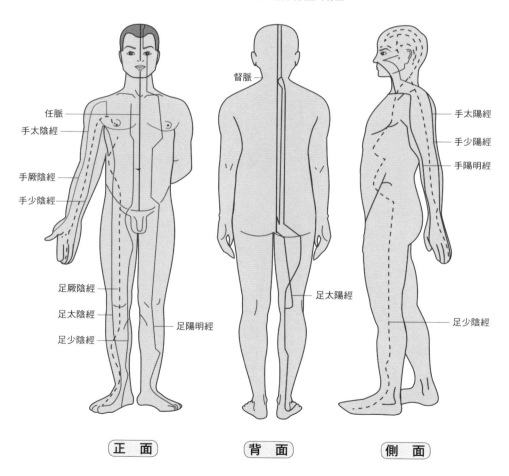

正面　　　背面　　　側面

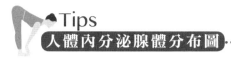

Tips

人體內分泌腺體分布圖 ·····················

大拜式對內分泌腺體與脈輪都可產生平衡的作用。

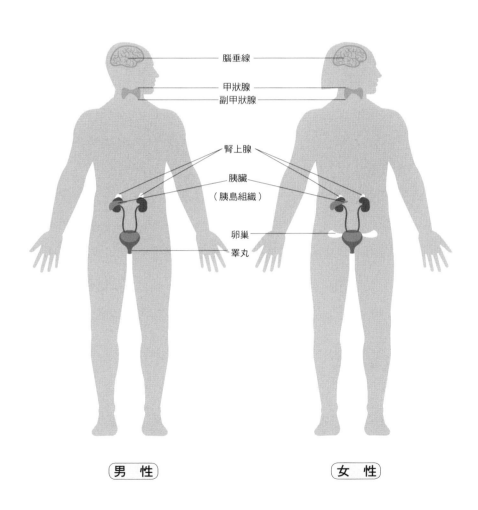

腦垂線

甲狀腺

副甲狀腺

腎上腺

胰臟

（胰島組織）

卵巢

睪丸

男　性　　　　女　性

　　在做大拜式時，就像在幫自己的身體不斷地擠壓、按摩，全身的功能幾乎都訓練到了。瑜伽的動作中，前彎、後仰、側彎、平衡、扭轉是五大要素，而大拜式的動作，包括暖身運動，這五大要素都已囊括在內；以身體的結構性與日常生活的功能性，大拜式都可以調整、訓練到。

　　我曾經參加過許多瑜伽的培訓課程，甚至也騎飛輪，但即便在那時候，身體上的改變都沒有做大拜式時的成效來得顯著；開始做大拜式後，有些一、兩年沒見面的朋友，都說我變得神采奕奕、精瘦緊實。或可說，大拜式均衡而對稱的伸展動作，不但可以檢測我們的身體，運動的過程中，更不斷在幫身體進行改變、調整、排毒；許多人有脊椎側彎或骨盆、肩膀等不平衡的問題，身體兩邊的力道不對稱、不均衡，倘若能把大拜式的每個動作都做到位，那麼它會逐步幫你把身體的結構導正、把身體的力量建立起來，強化虛弱、受傷的部位，讓你擁有足夠的肌肉柔軟度與關節靈活度，不僅能端正體態、健美身形，還能大大減低平常的運動或姿勢傷害。

　　大拜式伸展到全身的肌肉，配合呼吸的吸、吐動作，可以改善血液循環；而全身經絡的開展，亦可加強全身的氣血循環，給身體補充能量。一般人從事重量訓練或有氧等運動，伸展肌肉、訓練心肺功能等的動作，必然會消耗我們的體力；但若從事氣功、

太極，甚至大拜式這類運動，不但不會耗盡氣力，反而會補充我們的氣血能量，甚至排除身體中不需要的廢棄物或毒素，做完後精神更好，會有煥然一新的感受，還可以吃得少、動得多。

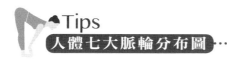

Tips
人體七大脈輪分布圖

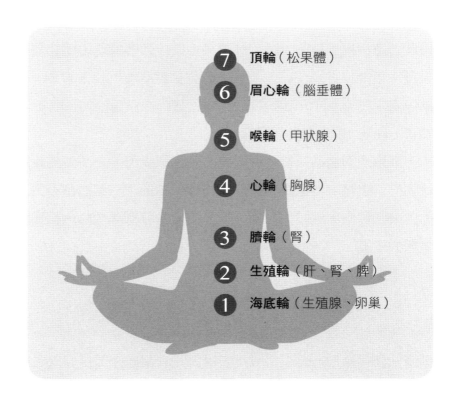

7　**頂輪**（松果體）

6　**眉心輪**（腦垂體）

5　**喉輪**（甲狀腺）

4　**心輪**（胸腺）

3　**臍輪**（腎）

2　**生殖輪**（肝、腎、脾）

1　**海底輪**（生殖腺、卵巢）

大拜式動作分解：

　　108 拜的大拜式，動作大略可分解為站、彎、蹲、跪、趴五個姿勢。倘若我們把人體粗略分成上肢（雙手）、軀幹（脊椎與內臟）、下肢（雙腿）三個部分，在做大拜式時，剛開始的站姿，會運用到整體三個部分的力量；前彎時，運用到軀幹的力量；蹲跪時，運用到下肢的力量；膝蓋觸地時，則轉換成上肢與軀幹的力量；全身撐地趴下時，帶到上肢與軀幹腹背的核心力量。一輪動作完成之後，再依循著趴、跪、蹲、彎、站的反向順序，回復到站姿，就是一次完整的大拜式。

　　下列分別依站、彎、蹲、跪、趴五個姿勢，更清楚地說明各個姿勢的重點，可鍛鍊到什麼肌肉群與關節，並刺激到哪個部位的內分泌腺體、脈輪與經絡，還可按摩到哪個部位的內臟器官及整體的效果。

大拜式動作分解圖示〔1〕

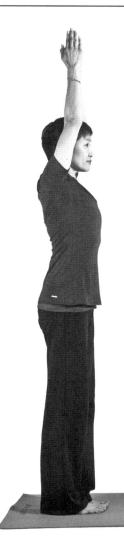

抬頭挺胸，收腹夾臀，雙腿併攏站立，雙手合十，舉至頭上方，拉直伸展。這個動作可以充分伸展脊椎與四肢關節，以及核心、前胸、後背、肩膀、手部、臀部、腿部的肌肉，幾乎運動到全身的關節、肌肉、經絡、內分泌腺體與脈輪，可訓練全身姿勢的平衡與穩定，也有定心的效果。

抬頭挺胸，收腹夾臀，雙腿併攏站立，雙手合十，舉至頭上方，拉直伸展。

大拜式動作分解圖示〔2〕

前彎

身體挺直往後坐，脊椎保持延長不駝背。可強化骨盆、鍛鍊腿部與臀部等下半身的肌力，以及髖關節、膝蓋、腳踝、足弓、腳趾等下肢關節。

從蹲姿到跪姿的動作，則可訓練到身體的柔軟度。

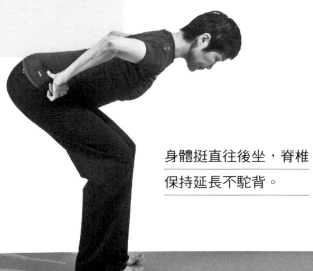

身體挺直往後坐，脊椎保持延長不駝背。

大拜式動作分解圖示〔3〕

蹲姿

直背屈膝前彎,手指觸地,膝蓋不超過腳趾尖。重複做站姿、前彎、後仰的動作,可謂是對脊椎最好的訓練。能加強身體的柔軟度與靈活度,刺激全身的內分泌腺體與脈輪。

直背屈膝前彎,手指觸地,膝蓋不超過腳趾尖。

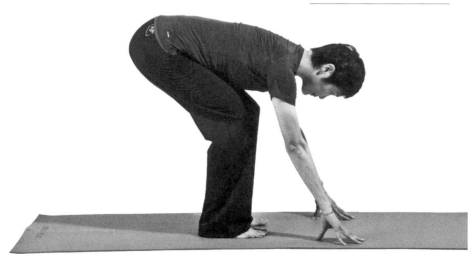

大拜式動作分解圖示〔4〕

跪姿

從蹲姿到跪姿，雙腿膝蓋著地。可訓練到肩膀、手肘、手腕等上肢肌肉與關節，並可藉由輕跪姿勢所產生的按摩效果，強化膝關節及其周遭組織，讓關節產生潤滑液。

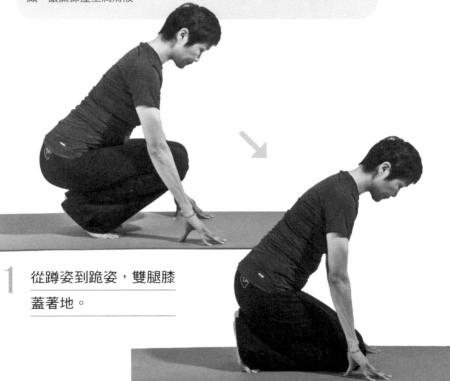

1　從蹲姿到跪姿，雙腿膝蓋著地。

2

大拜式動作分解圖示〔5〕

趴姿

全身以伏地挺身姿勢趴下，雙手在頭上方拉直，然後越過頭上方來到頸後側，合十做大禮拜。趴下去的過程中，可逐步訓練到胸部、肩膀、後背等上半身的力量，而大禮拜的手臂反向動作，就像是溫和的後彎，會帶動肩關節的活動及胸廓的伸展，對心臟也有幫助；事實上，身體趴下觸地時的姿勢，即類似於趴著的站姿，等於幫你從膝蓋按摩到腹部等內臟，同時還有站姿的相同效果。而從趴姿回復到站姿的過程中，雙手撐起，又可訓練到手部、肩膀、腹部等核心的力量。

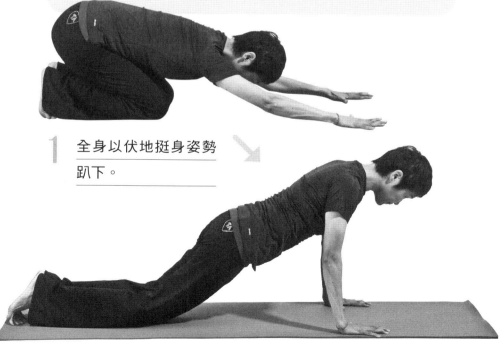

1 全身以伏地挺身姿勢趴下。

2

大拜式動作分解圖示〔5〕

趴姿

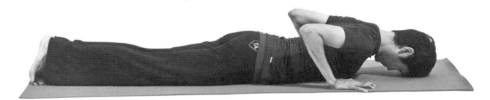

3

↓

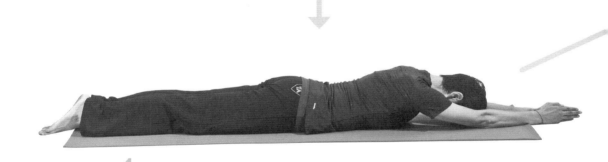

4

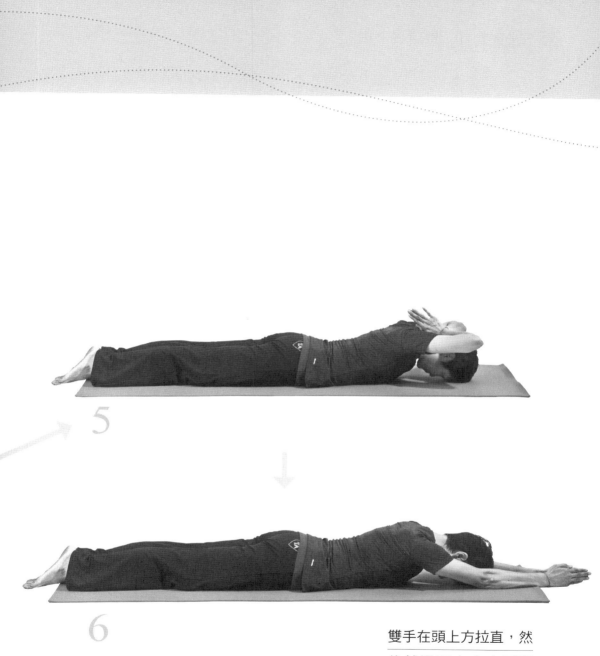

5

6

雙手在頭上方拉直，然
後越過頭上方來到頸
後側，合十做大禮拜。

大拜式能算是一種運動嗎？

● 聽親身體驗大拜式的台安醫院新起點運動中心教練翁崇恩怎麼說

醫生跟專家都說，一定要保持規律的運動，因為在保持規律運動的過程中，不是只有預防疾病的功能，還可以幫助我們發現問題；譬如在規律運動時，如果感覺疲累或哪個部位不舒服，就是一個警訊，提醒你趕快去檢查自己的身體。但我最常被問到的問題就是「大拜式能算是一種運動嗎？」、「為什麼我要做大拜式，做其他運動不是也一樣嗎？」。

事實上，在進行 108 拜時，身體不斷重複大拜式的動作，相當於一直重複著伸展拉開、放鬆回復的伸縮動作，對我們的肌肉、關節、神經、血管、經絡施加按摩；按摩到肌肉，所以血液循環會改善，這和一般運動可達成的功效是一樣的。而比一般運動更好的是，因為按摩到經絡，還可以養成身體裡的「氣血」，並且讓氣血順暢地運行，愈拜愈有精神，愈拜愈有能量與活力，更可經由不斷地調整，達成深層的淨化與排毒功效。所以，你可以把它當成氣功一樣慢慢做，逐步養氣，或是當成瑜伽一樣慢慢伸展、訓練核心肌力，還可以當成中低強度的有氧運動，以更快速的節奏，做得更有力道。

翁崇恩在親身體驗過大拜式之後，從運動的觀點指出，大拜式是一種老少咸宜的中低強度運動，可帶來的基本好處包括加強

肌力、訓練核心與心肺功能、有效燃脂,以及提升新陳代謝率等。

　　根據相關研究,隨著年齡增長,肌肉量每年會以 1.5% 的比例流失,到了六十歲後,流失比例會愈來愈多,運動是有效增加骨質密度、減緩肌肉流失並加強肌耐力的方法之一;做大拜式時,可以同時訓練到核心肌力與心肺功能。以大拜式的分解動作來說,山式可訓練到三角肌;俯身蹲跪時就像在做伏地挺身,可訓練到胸大肌、手臂、三頭肌、臀腿肌肉及腹背的核心肌群;從俯趴到回復站姿的過程,就像是在做伏地挺身,會利用到胸大肌、三角肌,特別是訓練到腹肌的收縮。若以整體來說,大拜式是一種體能的基礎功、全身性的運動,做大拜式時會併腿、延伸脊椎與四肢,所以核心是緊縮的,反覆做大拜式,就相當於不斷地在訓練身體的核心,增加肌肉量,並提升肌耐力。

　　此外,一邊做動作,一邊念佛號,等於是在運動時規律的吸吐換氣,腹部必須用力收縮,不僅對核心的訓練極有幫助,也同時也加強了心肺功能,可使動作更為穩定。一般人常常會有的迷思是,運動時要大口呼吸、用力喘氣才會訓練到心肺功能;其實,運動不用做到很喘,只要有一點點喘的狀態,就是在訓練心肺功能了。像大拜式,一開始或許沒辦法邊做動作邊開口跟著念佛號,因為心肺功能還無法配合得上;但是當身體慢慢適應這樣的運動強度與規律性後,就可以開始跟著念,同時加強核心肌力與心肺功能。

　　至於許多人關心的體脂問題，則牽涉到個人所選擇的運動強度。每個人適合的運動強度不同，而所有的運動都會消耗醣類、脂肪、蛋白質，只是比例不同；一般來說，高強度的運動像是跳躍、衝刺等類型的運動，消耗的比例中主要是以醣類為主，反而中低強度的有氧運動，才是以脂肪為主。以平常就接受高強度體能訓練的人來說，像是運動選手，會以折返跑之類的高強度間歇性運動來訓練；但是這類運動對一般人來說，體能負荷太大，容易造成運動傷害。因此對一般人來說，體能負荷不致太大的中低強度有氧運動，可說是對消除體脂肪最適當、也最有效果的運動類型。那麼，何謂中低強度運動？簡言之，就是我們在進行運動時，開始說話會有點喘，節奏會符合呼吸的控制；舉例來說，比散步再快一些的快走，即可算是中低強度運動；跑步算中強度，衝刺則算是高強度。再來就是時間至少要持續二、三十分鐘以上，消耗脂肪的比例才會開始提高。以此觀點來看，像大拜式這樣的中低強度運動，的確可以有效地幫助我們燃脂。

大拜式合乎醫學養生的邏輯嗎？

● 聽做了 20 年大拜式的長安堂中醫師李長勤怎麼說

　　以中醫的角度來看，沒有運動習慣的人跟有運動習慣的人，脈象是不一樣的。沒有運動習慣的人，脈象的起伏跳動較大、有

稜有角；有運動習慣的人，脈象和緩平順，氣血也運行順暢、沒有滯礙。這樣的脈象在身體出現狀況時，不管是小感冒或重大疾病，波動的幅度會變大，亦即彈性會增加，但仍然維持和緩平順；有這種脈象的人，對於疾病、受傷的修補能力較別人強，就算是生病，也會好得比別人快。長安堂中醫師李長勤做大拜式已有 20 年的經驗，深刻體驗大拜式對身心靈所帶來的助益，而身體方面，主要在於加強氣血循環與心肺功能。

中醫講「氣之所滯」，氣滯留在哪裡，哪裡就會生病；氣之所以會滯留在身體各部位，是因為我們的生活習慣。比方說，一個人每天都在用腦，肢體都沒有運動到；或是每天做重複的動作，只會運動到身體的某些部位。那麼，這些部位就會產生氣滯：滯在筋骨，筋骨就會麻痺痠痛；滯在內臟，內臟就會發炎生病。而藉由一步步地進行大拜式的正確動作，即可對身體各部位自動進行修正、調整；在做大拜式的過程中，可以反過來觀察身體各部位的感覺，比方說，做到某個動作時，某個部位覺得卡住、不順或比較費力，那個部位必然有氣滯，容易產生疾病，就可以特意在那個部位多加伸展，即可自行加以調整。

人體全身最基本的經絡有十四條，包括手上有六條、腳上有六條，加上任督二脈，不包括奇經八脈；這十四條經絡走的方向，有些會走到頭部，像是太陽經、陽明經、少陽經，其他則無。「氣滯」會產生疾病，所以如果腦部有氣滯、血瘀的情況，就容易產

生腦部疾病，以老人痴呆症來說，如果可以藉由這幾條會走到腦部的經絡來運輸氣血給腦部，讓每個腦細胞都可以得到充足的養分，就能延緩腦部退化的時間。大拜式中有許多伸展的動作，可以改變、調整我們平常因為持續做某些固定姿勢所導致的氣血循環不良部位，也就是身體中的「氣滯」之處，亦即在十四條經絡中滯留不通的氣血。

再者，大拜式可以調節人體中的陰陽二氣。人體中的氣就像太極，陰靜陽動，陽靜陰動。大腦從陽入陰，從陰出陽，再由陽入陰，反覆循環，一個晚上會有五次如此的波動；從陰出陽，是有點半醒的狀態，從陽入陰，就是進入熟睡的狀態。以失眠來說，就是因為陽不入陰，陽氣浮越在外，無法進入到陰氣之中，於是陽歸陽、陰歸陰，一個人分成陰陽兩半，一定睡不著。所以，睡前做大拜式也很好，會讓人好睡，因為大拜式不像一般運動，睡前做會使得精神過於亢奮而無法入睡，它對於由交感神經與副交感神經形成的自律神經會產生自動調節的作用，不但不會影響睡眠，還有助眠的效果。

比之其他運動，大拜式的好處在於力量適中，不會太過，也不會不及，亦即力道不致過於激烈，也不致綿軟無力；因太過或不及，都容易在經絡中產生氣滯。做大拜式時，站姿可開展心肺，蹲、跪姿可運動腰腿等下肢，幾個重心在不斷地調整；同時，每個人還可反觀自己的需求，自行調整力道與所欲加強的重心，是

一種全身性的運動，隨著姿勢的改變，可調節到所有的肢體、臟腑與經絡，包括上焦（橫膈膜以上，主要為心肺功能）、中焦（橫膈膜到肚臍，主要為腸胃系統）、下焦（肚臍以下，主要為排泄系統），都運動、按摩到了。從站姿到跪姿、趴姿，再回復到站姿，心臟要在如此短的時間內，隨著體位的改變而調整、適應不同的血液輸出量，不斷反覆進行下來，對心肺功能方面的幫助特別大，氣血循環也會隨之改善；同時，又因為按摩到腸胃、排泄系統，會加強胃腸的蠕動，使大小便更為順暢。

此外，大拜式也是一項預防疾病的好運動，它對身體的修補、療癒作用，是在不知不覺中進行的。當我們做大拜式時，細胞的含氧量增加、代謝加快，五臟六腑的功能都被提升起來，免疫力自然增強。倘若做大拜式時可以集中精神、心無旁鶩，專注而正確地進行每一個動作，等於身體的每個細胞同時都在運動、吸收氧氣和營養，如此一來，必然會有事半功倍的效果。

李醫師數十年來在臨床上觀察到許多腫瘤、癌症等重大疾病配合運動而治療成功的實例，他指出，要戰勝癌細胞，首先，不能被它嚇死，要保持心中無罣礙，運動、正確飲食、保持心情快樂和做該做的事，不要每天都想與之對抗、每天都在煩惱這個疾病；其次，要供給癌細胞足夠的氧氣與營養，讓癌細胞不必向外擴散去攝取養分，也就是說，不會蔓延到其他部位。藉由運動，可以使我們身體的氣血充足，每個細胞都能得到充足的養分；同

時，提升體內殺手細胞的作用，加強免疫功能與抵抗力，便可反過來把癌細胞給消滅掉。癌細胞的壽命大約五年，如果可以撐過五年，把最初出現的癌細胞都消滅了，這時身體就會產生抵抗力與辨識能力，知道如何與癌細胞對抗。整體來說，可供給我們身心靈最充足養分與能量的大拜式，就是一項十分值得推薦的運動。

大拜式合乎保持健康的邏輯嗎？

不像單一的運動器材只能訓練到某個單一部位，大拜式可謂是一種全面性的均衡訓練，可以同時訓練到全身多處的關節與肌肉。做一次大拜式，相當於做了兩次山式（伸展脊椎）、兩次仰臥起坐（收腹部）、一次伏地挺身（鍛鍊胸部與上肢）、兩次蹲坐（強化腿與下肢）。從西醫觀點，可運動到肌肉、骨骼、脊椎、關節、內分泌腺體、血管、淋巴等；從中醫觀點，可活絡十二經絡、任督二脈、穴道、五臟六腑、氣血循環等，從體適能觀點，可強化核心肌力、肌耐力、柔軟度、心肺功能等，並降低體脂肪。而從瑜伽觀點，則可活化七大脈輪。對身體各部位的訓練與強化的功效，實不在話下。

大拜式的動作雖然簡單，持續訓練，對你的日常生活會有很大的幫助，因為它訓練的是人體本就會每天做到的六大動作：推、拉、蹲、跨、舉、旋轉。如果軀幹與核心都被訓練到，可以保持

穩定、靈活，讓關節位置可以排列在正確的位置上，就能滿足日常生活中這六大動作的進行及相關的運動功能，不容易受到運動傷害。比較其他運動，大拜式是一種相對安全的運動，它的動作是符合人體可做出的雙邊性動作，而非像是球類之類的單邊性運動，是非常對稱、均衡、全面性的運動，在穩定均衡的情況下，對你的身體進行調整，強化你的肌力、柔軟度等各方面。

在日常生活中保持正確運動姿勢的重要性，往往為人所忽視。譬如很多人常會因為一個普通的前彎或扭轉的動作，就閃到腰；又譬如在搬重物時用直腿前彎的動作，沒有利用到大腿、臀部的大塊肌肉，反而使用下背部那一點點肌肉及脊椎的力量，很容易就壓迫到脊椎，導致椎間盤突出、脫落之類的傷害產生。所以在做大拜式時，不論是俯身下去或起身上來，都會要求屈膝，不能直腿上下；同時，從前彎手觸地到蹲姿，再從蹲姿到跪姿，也是以循序漸進的方式去伸展下背部、加強柔軟度與腿部的肌力，而非直接下跪，溫和地伸屈、按摩膝蓋，避免膝蓋受傷，因此可以達到強化膝關節的效果。簡言之，如果把你的身體想像成一部車，大拜式就是在幫這部車做全面性的上油、保養，讓它所有的零件都擺在正確的位置上，以便在往後幾十年都還可以毫無窒礙地順暢行駛。

從我親身體驗大拜式的經歷及對學習大拜式學生的觀察，可以肯定的是這項運動讓我們體力增強、四肢有力、核心緊實、平

衡感變好、關節靈活、肢體柔軟且富有彈性，還可以讓我們脫離病痛，改善慢性病如糖尿病、高血壓、關節炎、異位性皮膚炎，生活習慣病如背痛、坐骨神經痛、脊椎側彎、椎間盤突出、消化不良、便祕、失眠，以及女性生理問題及更年期症狀等。不僅如此，它還可以增強代謝率、提升免疫力、強化心臟、預防中風等疾病。甚至對減重者也是一項福音，因為它能減輕體重、降低體脂，使你的線條緊實、腰圍變小、小腹平坦。

隨著年齡增長，肌肉每年流失的速度會愈來愈快，女性更年期過後會更嚴重，如果沒有持續運動的話，肌肉質量、骨質密度、肌力、心肺功能等也會持續衰退。我觀察過周遭的女性，像是我母親，更年期的症狀都非常明顯而嚴重。而我在練大拜式時，剛好是跨更年期，可以感受到運動的確減緩了更年期的症狀；尤其我持續地在做大拜式，所以根本感覺不出任何更年期的症狀，身體狀況甚至比兩、三年前更好。

就像我常常用來鼓勵學生的話：用身體拜大拜式，鍛練了身體的健康；用心靈拜大拜式，則提升了心靈的健康。只要你願意持之以恆，必然可以從而改變你的身心、未來與生命的格局。大拜式不僅是一項運動，但收穫的成效不只是可以保持健康、遠離病痛，還連帶促成心靈健康、平靜快樂，產生正面能量，是身心靈的一種均衡發展。對於忙碌的現代人來說，108大拜式可當作是你的日常運動訓練或居家保養復健！

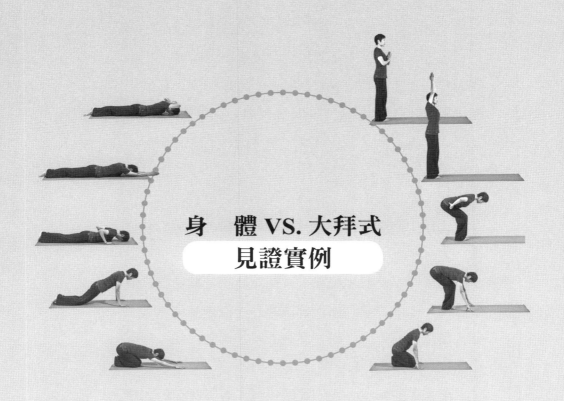

身　體 VS. 大拜式
見證實例

見證實例 1　曾小姐｜ **57 歲**｜健保局員工

　　開始會來做大拜式，主要是因為某次意外受傷之後，想找一種溫和的復健運動；當時一位鄰居向我推薦了這門「108 大拜式」的瑜伽課。我來上過之後，這門課成了每星期排除萬難一定要來上的課，就這樣一星期固定上一次課，做了一年的大拜式後，原本受傷的部位幾乎完全康復了。

　　意外發生在去年，我搭乘國光號從嘉義回台北，在車上狹小的廁所中因車子開動時的衝力，猛然被往後一拋，結果手臂狠狠撞上結實的鐵欄杆。當下只覺得劇痛，回家一看，整隻手臂瘀青腫脹，於是我去看了中醫，也上了藥，休息一個多月，但未見改善，手臂沒辦法舉高，也沒辦法穿脫衣服，再者因我不想吃止痛藥，因此晚上還會痛到無法入睡。

　　後來中醫師說，我的骨頭雖然沒有骨折，但如果治療一個多月還會這麼疼痛，就不是皮肉瘀青或走筋的問題，應該是骨頭有被撞出微細的裂痕——這種骨裂，可能連照 X 光都看不出來；他也告誡我，雖然手臂很痛，但是如果不動，受傷的地方會產生組織沾黏，所以還是要盡量多動，多做些伸展的運動。

　　後來，社區中一位熱心的鄰居告訴我，Joyce 老師開的這門瑜伽課程很溫和，而且有很多伸展的動作，於是我就來試試看。第一次上課時覺得好累好累，真想回家不做了；因為剛開始拜時手臂很痛，連舉起來都有困難。但是後來發現，這種全身性的伸展運動幫助很大。就這樣我在沒有做其他治療的情況下，便把大拜式當成復健運動來做。持續拜下去之後，就慢慢不痛了，手臂的狀況好轉很多。

　　沒想到的是，做大拜式不只治療了我的手臂，竟然對我身體的其他問題也有幫助。像是我以前因為喜歡躺在沙發上看書、看電視，或是打電腦坐姿不正，很容易就會彎腰駝背，脊椎、骨盆都歪了，常常去整脊；練了大拜式後，發現自己的肌力增強了，背脊自然而然就能挺直，而且脊椎、骨盆等原本不正的部位也都被導正了，去做健檢時，發現脊椎導正後，竟然長高了一點五公分！

　　另外就是以前因生產，造成子宮前傾和裂傷，頻尿的問題很嚴重，甚至曾經嚴重到不敢出門，每天晚上都要爬起來跑三、四次的廁所；但做了大拜式後，這個問題也改善了許多，現在每晚可以不用再起來跑廁所一覺到天亮。同時，就我二十幾年來的靜坐經驗，

發現大拜式有加強身體的免疫功能、促進新陳代謝的
作用，同時也有舒壓的效果。

　　我以前運動量很大，後來因為搬家，附近沒有地
方可以運動，所以有好幾年的時間都沒有運動，一不
動就開始懶得動；到後來，搬點重物就扭傷腳，然後
變成腳底筋膜炎，更是沒辦法運動。接觸大拜式之後，
總算讓我又重新開始運動，重拾健康的生活。

見證實例 2 楊小姐｜37 歲｜電子業機構工程師

剛開始會來上 108 大拜式這門課，是因為我妹妹來上過課，覺得很好、很特別，所以推薦我來試試。我本身以前有學佛，但因工作忙碌，沒什麼時間與機會親近佛法，所以來體驗過一次後，發現做大拜式可以同時達到運動效果與拜佛目的，這正是我所需要的。後來，即使在工作常常必須加班的情況下，也寧願放棄去上別的課，盡可能維持每星期固定來上一次大拜式，截至目前為止，已經持續了一年多。

覺得大拜式對我的心肺功能很有幫助，剛開始做的時候很喘，上氣不接下氣，動作都快跟不上，更別提還要一邊念佛號；不過持續做下來，現在不論做動作或念佛號，都可以跟得上了。還有就是以前膝蓋曾經扭傷，一直沒有完全康復，但是做大拜式時，會感覺緊繃的地方變輕鬆，自然而然地被導正到對的位置。而且我做大拜式後肌力變好，平常也開始注意自己的姿勢，坐的時候不會彎腰駝背，站的時候也會注意到老師上課教我們「站樁」的要點。我另一個妹妹也來上過課，她因為腰部受過傷，所以做大拜式時特別有

感覺，覺得大拜式可以達到充分伸展的效果；她說自己做過那麼多種的運動當中，大拜式是唯一可以讓她飆汗又可以讓她受傷的腰部感覺舒服的運動。

我以前沒有特別做什麼運動，頂多去爬爬山。但考量到本身從事的設計工作多為靜態性質，運動量少，隨著年紀漸長，該開始保養，所以我現在把大拜式當成是一項保健運動，而且要把它推薦給親朋好友。

見證實例3 黃小姐｜ 58 歲｜幼稚園老師

我上大拜式的課上了一年，感覺身心兩方面都有很大的收穫。心靈方面，因我本身就信佛，覺得拜三十五佛是對佛祖一種很虔誠、恭敬、感恩的禮敬，對我自己來說很受用。身體方面，像暖身的香功就是一種溫和的氣功，對氣血循環很有幫助；持續規律的動作，則有按摩體內五臟六腑的效果。慢慢做，持續做，就會有感受。

二十幾年前曾經因為車禍傷到膝蓋，所以之後都很小心地在保護它，比方騎腳踏車會帶護膝，或平常去做 SPA 時會特意用水療的方式來保養膝蓋。一開始做大拜式，我也是有疑慮，想說自己膝蓋不好，這樣跪會不會有問題？後來發現，用對方法就不會有問題，而且還有按摩膝蓋的效果；只要按照老師引導的方式，跪下去時先雙手扶地，再把膝蓋放下，起身時用手扶大腿，慢慢起來，膝蓋部位還可以鋪上毛巾，按部就班以正確姿勢進行，就可以避免因為直接下跪而受傷。另外，肩膀也曾經因為背重物受傷，手無法舉高，現在經過大拜式的伸展訓練，慢慢可以舉高了。還有去年五月時，騎腳踏車時被摩托車從後面追撞，尾椎有

點受傷，但是只要用正確的方式與姿勢做大拜式，這些都沒有問題，也不會疼痛。另外，老師還教我們一些正確的觀念，譬如講話要盡量用丹田的力量，才不會傷到聲帶，也讓平常必須從早講到晚的我獲益良多。

因為幼稚園工作的活動量就滿大的，所以我並沒有特別做其他運動。但我發現，跟其他瑜伽或運動比起來，大拜式雖然動作溫和又簡單，卻可以讓身體完全伸展，各部位都能運動到，是一種柔中帶剛的運動方式，不僅讓我學習到正確的運動觀念與方法，同時在心靈上也讓我有了虔誠的依附，身心皆感到無比的舒適。

見證實例 4 ｜ 吳小姐｜49 歲｜倉儲物流業祕書

我從今年年初開始上大拜式的課，至今大約做了九個月。剛開始上這門課，其實只是想找一門比較和緩的瑜伽課，可以緩解當時膝蓋疼痛的問題。沒想到一直持續上下來，不僅膝蓋不再疼痛，連帶其他許多問題也都獲得了改善。

原本就喜愛舞蹈的我，兩年前開始跟一位印度老師學習印度舞蹈，而且一星期四堂課，練得很勤；但因舞蹈節奏快、動作激烈，半蹲的動作很多，膝蓋得承受較大的力道，所以大約在一年前，開始感覺膝蓋出了狀況，不但上下樓梯會痛、走路也會痛，最後連坐著都會痛。去看了醫生，說這是退化性關節炎，不能做太劇烈的運動；而且醫生還勸我，最好別跳舞了。

當時我想自己的膝蓋問題，可能跟體重一下增加十公斤也有關係。因為當時剛換新工作，靜態的祕書工作性質和我以往整天要走來走去、運動量頗大的工作相去甚遠；所以，當時我不僅膝蓋發生問題，又因不習慣久坐，連坐骨都開始痛了起來。

但即便如此，我實在太喜歡跳舞了，沒辦法完全

不跳,所以只能少跳,把原本一星期四節的舞蹈課減成兩節,而多出來的時間,剛好看到有「108 大拜式」的課,當時也搞不清楚大拜式是什麼,只想說這應該是比較和緩的瑜伽吧?! 所以就先去試上一節課。沒想到,一試成主顧,一直持續上到現在。

剛開始做大拜式很辛苦,喘得上氣不接下氣;但做了半年後就逐漸習慣,現在已經完全不喘了,感覺心肺功能有增強。其實大約做了三、四個月之後,就發現膝蓋有改善,沒以前那麼痛了,甚至連坐骨也完全不痛了。這之間我也試過別的瑜伽課,都沒有什麼用,效果遠比不上做大拜式。還有我的腰椎本來就有骨刺,以前維持一個固定姿勢太久就會痠痛,所以晚上睡六個小時就得爬起來活動活動,否則感覺腰就像是要斷了,十分疼痛,嚴重時還得去做腰椎牽引的復健;但做了大拜式之後,症狀都紓緩了,已經很久不需要去做復健。還有,老師在暖身時帶我們做的香功,剛開始做沒有感覺,現在做的時候會覺得真的有一股氣在流動,氣血循環都變好了;以前一到秋冬,我就手腳冰冷,而且很容易感冒,現在都不會,感覺免疫力也提升了。

　　除此之外，一些從小跟著我的老毛病，像是眩暈、偏頭痛，現在已經很少出現。以前眩暈很嚴重時，光是坐著都會暈，更別提走路，所以之前學舞蹈要轉圈時，都不太敢轉；現在好了很多，平衡感也增強，肌耐力和體力都變好。前陣子回大陸老家時，老家的人都說我和以前比起來，氣色變得很好；最讓人高興的是，我的腰圍變小，體重也逐漸下降，雖然不是快速而明顯地變瘦，卻是健康地逐漸變瘦，讓身體不會產生任何減重的負擔。

　　而且我還發現，上了大拜式之後，不但心情變得平靜，原本急躁的脾氣也變得心平氣和，這一點是我自己感覺滿明顯的變化；奇妙的是，連工作、家庭等各方面都變得很順心；原本我剛換到新的公司，老闆娘一直看我不順眼，充滿敵意，但不知從何時開始，她對我的態度竟有了一百八十度的轉變，現在對我好得不得了！

　　所以，我盡量維持每星期至少上兩次大拜式的課，如果有事沒辦法來，也會在家裡做；覺得這不僅是一種堅持，更是一種緣分，因為有些人可能來上過一、兩堂課之後，會覺得枯燥無聊而不想繼續。但我很珍惜這份讓我獲益良多的緣分。

見證實例 5　**翁小姐｜ 59 歲｜基金會秘書長**

打從 Joyce 老師的 108 大拜式一開課，就一直上到現在，至今已經兩年了。因為很喜歡這堂課，我盡量讓自己一個星期至少能上一次課。

從小身體就不好，三十幾歲時在一次公司的健檢中，檢查出心臟有二尖瓣脫垂，但當時沒有任何症狀，就沒去理會。快四十歲時，突然感覺心臟部位有時會隱隱作痛，便去看心臟科；看診的第一間醫院幫我照了超音波之後，告知心臟有一個破洞，是先天性心臟病，要求我再做另一項檢查。但我考慮到這項檢查是侵入性的，經與家人討論後，決定換另一間醫院再做一次心血管等檢查。結果竟說心臟並沒有任何破洞，也沒有心肌梗塞，仍是二尖瓣脫垂的老毛病，同時血壓較高，便遵照醫生建議開始服用高血壓的藥。

因此，我第一次正式上 108 大拜式的課時很痛苦，才做完第一輪的 36 拜，就已經喘到不行，是靠著意志力才支撐下來。之後每一次上課，都祈求諸佛菩薩的幫助，讓我可以做完三輪的 108 拜。後來，跟著老師邊拜邊念佛號，有助於我練習呼吸換氣、增強心肺功能。所以，現在我做起 108 拜不但不累不喘，還輕鬆

愉快，委實是一項讓人做完之後通體舒暢的全身性運動。

現在，平常除了上大拜式的課，晨間還會在公園健走，健走時會一邊念誦三十五佛，並做一回香功。我覺得現在自己的精神、體力、心肺功能都變好了，晚上較易入眠，血壓也穩定了。近年來，陸續做過兩、三次定期的心臟檢查，二尖瓣脫垂也從重度進步為中度。希望下次能再進步到輕度！

由於之前體重過重、體脂過高，心臟科醫生一直希望我可以減重，以達到降低體脂與控制血壓的目的，於是我開始做重量訓練。當時，教練跟我說，較之別的學員，我的體態顯得挺而端正。這無疑是因為大拜式的不斷伸展，改變了我的體態。

除了身體的層面，在心理的層面上收穫更大。以往因緣際會接觸佛法，到現在得以透過大拜式來消除自己的業障，獲得身心靈的平靜，覺得自己真的很有佛緣。所以每次上 108 大拜式的課時，我都是滿心歡喜，並且逢人就推薦這項運動，也鼓勵自己身邊的親朋好友都來嘗試。

見證實例 6 **Erica 小姐｜46 歲｜食品研發專員**

跟 Joyce 老師的課已經有八、九年的時間了，她的課包括太極瑜伽、陰陽瑜伽、陰瑜伽、皮拉提斯等，我都上過，一直到現在的 108 大拜式。大拜式的課，我上了一年多，而且目前也只有固定跟大拜式這堂課，一個星期至少上一次，因為我覺得這堂課比其他的瑜伽課程，對我的幫助更大。

　　我並不是一開始就知道要來上 108 拜這堂課，因為有段時間腰椎不舒服，什麼運動都不敢做。我的椎間盤第四、五節退化，醫生說可能是因為舊傷，加上長久以來的姿勢不良，間隙變窄，壓迫到神經，還加上脊椎側彎及滑脫等問題；所以我的腰椎會痛，而且常閃到腰，只要一閃到腰就得休息好幾天。為此看了很長的醫生，也做了很久的復健治療。

　　後來，因有同學固定在跟這堂大拜式的課，一直鼓勵我來上。原本還很猶豫，怕又去傷到腰椎，但後來想到 Joyce 老師上課極注重學生的運動安全，而且講解得非常清楚仔細，特別是會不斷提醒初學者要注意哪些事項，所以就決定來試試。第一次來上課時，我並沒有做完 108 拜，大概做了一半，但不是因為腰

椎不舒服，而是因為太久沒運動，手臂很痠；而且老
師也提醒，剛開始做不用勉強。不過從第二次開始，
我就可以做完 108 拜了。

　　知道腰椎的退化是一種不可逆的毛病，但是上了
一年多的時間，都沒有感覺任何不適的現象發生，因
為老師提醒我，如果腰椎有問題，手撐地時腹部要用
力，才不會把力量都放在手臂和腰部；蹲下去時也要
用手撐地再跪、起身時用手扶大腿，可減輕膝蓋與脊
椎的壓力。同時，我也深刻體會到大拜式可以自我整
脊的功效，因為我們站時已經在拉直脊椎，趴下時還
在繼續拉，不斷地伸展，對脊椎的幫助真的很大。

　　其實有幾次來上課前，身體感覺滿不舒服的，但
只要開始暖身，做起香功，我就會開始打嗝，好像在
把濁氣排出體外，就感覺舒坦了。我是對身體的感受
比較敏感的人，不知是否如此，對香功特別有感覺，
很快就覺得雙手麻麻熱熱的，有氣在流動，而且配合
站樁，腳底也開始會有氣感出現，尤其是在湧泉穴的
部位。因此每次做完香功，整個人已經好了一半；接
著再做大拜式，又好了另一半。所以每次感覺不舒服，
掙扎著要不要來上課，但每次上完課，都像是透過大
拜式得到了療癒。

　　還有老師在上課時的引導，每次都覺得很受用。
學佛後，我才知道拜三十五佛懺真的是功德無量，所
以非常感恩老師的發心，把拜佛和運動結合在一起，
以自己的所學與經驗來幫助、啟發我們，讓我們不但
可以學習到正確運動的方法，還可以消除自己的業障。

　　做了大拜式之後，我在體力、精神、心肺功能、
肌耐力這幾方面都有改善，可說是在身心方面都有很
大的收穫。我想無論有沒有宗教信仰，大拜式都是一
種非常好的全方位運動。在看似重複卻不單調的動作
中，可以一遍遍地覺察到自己的狀態，讓身心都能得
到鍛鍊。十分高興有這個機會，可以把這項運動推薦
給大家！

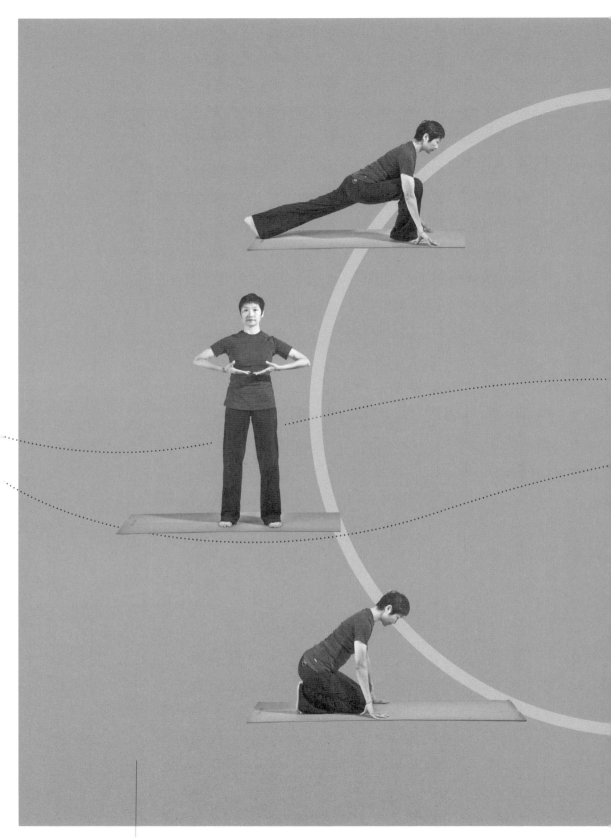

Chapter 2

心 靈 vs. 大拜式

心理的健全與心靈的提升

不僅感受到自己的身心愈來愈清淨、

體態愈來愈輕盈，

待人處事的態度跟著改變。

大拜式產生了正面而積極的改變，

發揮了調和身心的強大作用。

心靈 VS. 大拜式
心理的健全與心靈的提升

　　從開始學習瑜伽到教授瑜伽,這條近二十載的成長之路上,不但自己經歷過無數的掙扎與體悟,也觀察到許多學生有著相同的迷惑與困擾,希望藉由運動的方式改善他們的問題,而且不止是身體上的病症或不適,更多是心理上的問題;這些心理問題,甚至讓我深深感受到「身病易治,心病難醫」,真是所言不虛。

　　運動對身體的幫助無庸置疑,但讓我更進一步體認到的,是身心不可分割的真理。親身體驗大拜式三年多來,不但感受到自己的身心愈來愈清淨、體態愈來愈輕盈,也看到學生身心所產生的變化;除了改善病症或傷處、加強睡眠品質、增強體力與活力等身體上的好處之外,他們的心理問題亦得到解決,待人處事的態度跟著改變:變得對人恭敬、樂於助人、懂得為別人設想,連抗壓性也提高了。我看到的事實是,大拜式在自己及許多學生身上,都產生了正面而積極的改變,發揮了調和身心的強大作用。

陷入人際交往的心理障礙

父親因在外經商，所以年幼的大部分時間都是母親陪伴著我和哥哥；十幾歲時，父親過世，此後，更是只有母親照顧我們。母親是傳統的台灣婦女，不免重男輕女，我一直覺得她比較偏愛哥哥，內心深處也始終認為母親並不愛我，在成長過程中逐漸養成壓抑自卑的個性，有種「一定是因為自己不夠好，才無法贏得眾人疼愛」的感覺，缺乏自信的結果，從小就渴望讓別人注意到自己、渴望能得到他人的認同。

但不止是我的母親，身邊的人包括我的好朋友、我的另一半，都有種共通的人格特質：正直而嚴格。因此在某些事情上就會很嚴厲，在我好不容易為自己的成就感到高興時潑冷水；感覺不管我怎麼做，他們永遠都不會滿意，覺得我做得好是應該的，沒什麼好讚美的，但是做得不好，就必然會受到指正。

長大後，這樣的個性讓我不知道該如何與別人相處、不知道該如何去建立正常或親密的人際關係。剛開始工作時，必須面對客戶，了解他們的需求，我發現這些技巧是可以學習的、這種互動是可以訓練的；但是和同事間的互動，對我來說還是比較為困

難。轉換了幾條跑道、幾項工作，到最後我選擇了老師這項職業，而且頗能勝任；我發現，真正的原因竟然是因為老師的主要工作是授課，與學生雖有互動，但仍屬有限的互動。以前的我，如果有學生私底下想跟我閒話家常、送我禮物，反而會感到很害怕，不知道該如何去處理這類事情。

我不知該如何處理人際交往的問題，婚後在與夫家相處時，其嚴重性就凸顯出來了。只要我一出現，原本一屋子親朋好友和樂融融的歡笑聲就突然中斷，空氣為之凍結。簡言之，只要在必須與別人建立較親密的關係，我就會遇上障礙。我知道自己需要幫助，也需要改變；但是，改變是最困難的，要把一直以來的想法和習慣轉換成另一種能夠與別人和諧相處的模式，比登天還難，如果沒有人教我的話，根本就不知道該如何去改變現狀。

母女一輩子的誤會冰釋

從小到大，我和母親的關係就宛如兩頭鬥牛，我們個性雖然相像，卻總是用銳利的尖角彼此傷害，即便出發點是善意的，仍無法避免頭破血流的下場。我和母親都好強，都不善於表達情感，也都常用主觀的角度去做自己認為是對對方最好的事，結果當然是兩敗俱傷。最常見的例子就是，她一頭熱地要給我東西，我覺

得不需要，就堅持不肯收；而當我興沖沖地要給她東西時，就換成她不願意收。所以在我心中，始終覺得母親很難取悅，不知道自己該怎麼做才能讓她高興滿意。

記得小時候，母親曾經在餐廳的廚房打工，會把餐廳的剩菜帶回來；母親怕我們吃不飽，但她不擅於對孩子表達關懷，所以她的方式就是，這個很好吃，一直叫我吃，把我的碗堆得滿滿的。眼見碗中的菜愈堆愈高，壓力就來了，有一次我突然爆發大吼，「不要再夾給我了啦！」母親驚嚇到眼中泛出淚光，哽咽著吃完那一頓飯。長大後，類似的情況層出不窮，比如說母親怕我會冷，特意準備一床棉被給我，但我就是不肯拿，與她僵持不下，搞到最後她也生氣了。但在當時，我仍然沒能去感受她的心意，也沒有意識到自己的行為其實很傷她的心。

愈是面對親近的人，往往覺得自己難以與他們相處。當時的我尚未接觸佛法與大拜式，不知道我們其實不能去逃避或忽視任何不好的關係，必須回過頭來修補它，否則彼此心中將永遠有痛苦的隔閡存在，甚至會形成一輩子無可彌補的創傷，令自己的性格變得冷漠、怯弱；但是，要改變長久以來的相處模式談何容易。我們總認為錯不在自己、認為應該先改變態度的是對方；殊不知，除非我們自己先改變態度，否則對方怎麼可能會改變？

一直到接觸了佛法，總算在數十載黯淡、壓抑的歲月中見到

一絲曙光。我那未曾謀面過的師父日常老和尚，讓我認識到佛法的慈悲：一個人絕不會因為條件不夠好就被捨棄，佛法會想盡辦法來教導他，讓他能夠建立正確的觀念、培養待人處事的能力，以及自我反省、懺悔的意願；師父更教我，遇到無法解決的挫折困難或無法與別人溝通時，可以用大拜式來拜三十五佛，祈求懺悔。這就是我接觸大拜式的緣起，但是在當時還不知道大拜式是淨化、反省自己的一種方式，甚至可以改變一個人的身心狀態，否則依我以前的個性，字典中怎麼可能出現「懺悔」這兩個字？更別提自我懺悔了。

　　奇妙的是，我發現自己在拜的過程當中，難過、受挫的情緒總能因此而找到宣洩的出口，讓自己平靜下來。於是，我決定拜十萬次的大拜式來供養我的師父日常老和尚。就這樣持續拜了兩年多，不可思議的改變發生了；有天，我突然打開心中的結，開始會站在別人的立場去為對方設想，並且生出勇氣去修復和至親之人間的關係。

　　開始能夠理解母親對待我的方式。過去，母親對我常有很多的意見，這些看似無止境的挑剔，其實背後隱藏的是一種「希望我的女兒最完美」的心態；當我醒悟到這點時，對母親的態度有了一百八十度的轉變。以前我沒法感受到她的辛苦和她的寂寞，

我沒法想到她在父親去世之後，年紀輕輕的就開始守寡，還要一手拉拔兩個孩子長大；等我們長大離家後，陪伴她的時間有限，大部分她都是自己一個人孤單地過日子，日復一日。以前我偶爾回去陪她時，會看到她一直在看些很灑狗血的本土劇，她看到我，高興之餘還想跟我分享劇情；這時，我就會義正詞嚴地訓她一頓，說這些東西不營養又不健康；當時我並沒有想到，長久以來都是孤單一人、只有這些電視劇能陪伴寂寞的她，所以當她想找話題跟我聊時，就只能講這些，而我卻又以自己的角度來批評她。

當我開始回想與母親相處的種種，一幕幕浮現在腦海中，自然而然生起的悔過之心，使我越發感覺不安。有一次，我終於鼓足勇氣，靦腆又尷尬，支支吾吾地跟母親說：「媽，我學了佛法之後，知道自己以前做的事情很不對，忤逆父母會下地獄，所以我要跟妳懺悔。」母親一聽，眼淚馬上掉了下來。我開始學習處處順母親的意，有次，她不肯收我拿給她的生活費時，我甚至跪下來，雙手奉上給她；母親嚇到了，她簡直不敢相信自己的眼睛，那個以前忤逆不孝的叛逆女兒，竟然像脫胎換骨般，換了一個人！

親密關係的隔閡修復

過去五十幾年來，我所做的事都和母親所想背道而馳，如果不是透過大拜式拜三十五佛懺，讓我不斷地反省、懺悔自己的業障，絕不可能生起體諒之心，去感受她的感覺、去設想如何對她好或順她的意；可能終其一生都無法認清母親對我的愛，也無法在母親最後的歲月當中陪伴她、侍奉她，努力做一個孝順的女兒。以前母親給我的物事，只要覺得自己不需要或嫌麻煩，就堅持不收；後來我可以做到，只要母親想給，不管是什麼我通通收下。而從我開始改變，母親也開始改變；當我開始順母親的意，母親也開始順我的意，因為當母親覺得我是在為她設想時，她也很歡喜，想讓我高興。我們間的互動改變，誤會也隨之冰釋。

母親本就是個非常虔誠的佛教徒，我認識日常師父後，也鼓勵她去上《廣論》的長青班；深信母親在這善良的師、法、友陪伴的環境中，可以得到尊重、呵護、關愛與幸福；母親為了要圓滿我的心願，即便後來行動已經很不方便，連走路都很困難時，還是願意每星期拄著雨傘當枴杖，和我一起去上課。

母親以前常說，能在睡夢中往生是修行圓滿的人才有的福氣，但我從沒想過，因為跟著師父學佛，竟能為母親完成她的心願，成辦生死大事。母親往生那天，因為身體不適，我才陪她看完醫

生，回家後她因午餐吃不下，於是我輕拍其胸口，安撫入睡；幾小時後，母親就在睡夢中往生了。我相信這是佛菩薩的慈悲，讓母親在最後的時刻，毫無痛苦地如她所願，得佛菩薩接引前往極樂淨土。

從母親身上，我領悟到一段關係中，只要有一方改變，雙方的互動也必然會跟著改變；學佛之後，個性改變許多。我原是那種拉不下臉來示好的人，更別說讓步、道歉了；後來，我卻可以在吵架時忍耐著不回嘴，如果是自己的錯，也會真心認錯；忍耐不住時，就去拜大拜式的三十五佛懺。我開始了解，遇到問題不能逃避，去面對才是最終的解決之道。後來，我先生也開始跟我一起拜大拜式，以前連掃地都不願意的他，現在竟然包辦了所有的家務事；我還注意到他的慈悲心與日俱增，從殺生到不殺生，再到護生；以前他會打蚊子、蟑螂，現在不僅不打，連螞蟻都會一隻一隻撿起來，拿到屋外去放生。我不管是去教課、學佛、做義工，他都全程支持我、配合我，再遠的地方都不辭辛勞的接送，再長的時間都毫無怨言地等候，簡直就像在我背後默默守護的護法。

同時，親友的關係也逐漸好轉；以前的我冷漠又怕麻煩，只會顧著忙自己的事，不太會去考慮別人，現在卻能體諒對方，感恩對方為我所做的一切，非常珍惜彼此相處的時光。

與過去的自己和解

　　正因為從小到大，周遭的人都吝於給予讚美與鼓勵，所以一直渴望能夠靠自己的能力獲取別人的肯定，後來才會想要靠自己的力量學習一技之長，而不靠親朋好友的幫助。

　　當時考慮要學習什麼樣的一技之長時，很自然地朝運動、舞蹈方面去想，因為從小書讀得不好，很想學舞、學體操，但當時並沒有那樣的環境與條件。因此我開始有機會學運動、舞蹈時，就非常認真地去上課，優異的表現開始得到別人的注意與認同，逐步地建立起體力、技巧等各方面的條件，而後逐漸轉型至瑜伽領域，放棄原本上班族穩定的工作與收入，成為專職的瑜伽老師。雖然當我轉換跑道時，家人與朋友都不看好，但當時我的想法很簡單，就是覺得自己什麼事都做不好，只有在這件事上能夠有好的表現，也只有這件事能夠給予我成就感，因此，我就像抓住唯一的一塊浮木，義無反顧地孤注一擲；因自己已無其他退路，不管別人看不看好，都打死不退。

　　在我的堅持之下，終於走上自己想走的道路，而且在外人看來，表現得算是可圈可點。但是，光鮮亮麗的外表仍使我的內心感到空虛；當時並不了解為什麼，直到接觸佛法，我才領悟到，在世間法中，一個人必須有好的表現才會得到他人的認同，所以

我可能會窮其一生為了符合他人的期望而努力，但是這過程中痛苦時必然居多，形成一種永無止境的追逐；因為，當你滿足了眼前的這一個期望，永遠還有下一個在等著你，而當我們得到短暫的快樂後，隨之而來的反而是更多的痛苦與空虛。

接觸佛法對我來說是一大步，讓我有勇氣跨出自己經年累月架設、堆築起來的那面無形高牆，打破與母親、先生、公婆及他人相處上的隔閡；但是，自己某些最深處的心結，還是無法就此打開。比方說，常覺得自己已經像 7-11 一樣全年無休的努力賺錢，但始終是左手進右手出，賺得再多都必須拿來還債，永遠留不下來；對於要強的我來說，怎麼可能接受這種困境其實是自己的「業果」，而且還要承認並懺悔自己所犯下的錯誤，去消除這些業障？

然而，因學習佛法而接觸到大拜式與三十五佛懺之後，發心要完成十萬拜供養我的師父日常老和尚，於是開始不間斷地做大拜式；每天扎實的身體力行，從一拜、二拜……直到 108 拜，在禮敬三寶與拜佛求懺的過程中，大拜式宛如石磨般，一點一滴磨穿我頑強的心、降伏我死不認錯的個性。大拜式的改變並非一蹴可及，但是在經過三年多來的洗禮赫然驚覺，現在的自己與過去的自己簡直是判若兩人。

以前的我，對自己有諸多的不滿；一直努力於爭取表現，不僅要贏得眾人的認同，內心深處更希望能符合對自己的期望。以

前我死不認錯,是因為內心深處早已否定自己,認為自己不管怎麼做,表現都很差勁,所以表面上必須裝得很強悍;又因為自尊心很強,根本聽不進別人的意見與批評,不願承認自己確實有很多問題需要認錯、懺悔。猶記以前還在當上班族時,我就會因為覺得自己理直氣壯而頂撞老闆,讓他在同事前下不了台,還不肯讓步。經過大拜式的潛移默化,才終於生起悔過之心。現在的我,已經可以用樂觀的角度來看待自己的遭遇,認清自己的問題;感謝大拜式的鍛鍊與佛法的啟發,讓我有健康的身體與充沛的體力可以教課,除去必要花費外,還足以讓我用來供養、布施,這樣我就心滿意足了。

學佛、拜大拜式之後,以前不願意做的事,現在都很樂意去做。譬如當義工,而當了義工,我體會到那種不求回報的付出,才是真正的歡喜與滿足;因為我從來不知道,原來有人是可以在毫無私利的考量下,心甘情願的付出,就像佛法、師父在幫助眾生時,也是毫無條件的給予。記得自己第一次做義工是在一間學校,被分配到「環保組」,負責的工作是打掃廁所;當時我心想,天啊!我連家裡的廁所都沒掃過幾次,居然要來這裡掃廁所!我還特意挑選了清潔洗手台的輕鬆工作,但是同組裡一位七、八十歲的老媽媽卻高高興興地說:「我最喜歡洗廁所了!」顯然把髒污的廁所刷洗得乾乾淨淨,讓她有莫大的成就感;當時,我還很

不能理解。但是，完成了半天的義工工作，回程途中，突然感覺一股莫名的歡喜與滿足感湧上心頭，這才發現，原來當義工真是一項讓我得以開始學習如何跨出去融入人群、建立自信的好法門。就這樣，一步一拜，我終於與過去的自己和解了。

108 大拜式調和身心靈

　　接觸三十五佛懺與大拜式後，自己先開始拜了一年多。後來，一方面是聽許多人說他們沒辦法拜——有些是因為脊椎或膝蓋受傷或患病，有些是因為手腳不會擺放、不了解正確的方式；一方面是剛好看到國外開始流行的 108 拜影片，於是靈機一動，把大拜式和瑜伽結合，教大家如何用正確的姿勢來拜佛，集瑜伽的功效與拜佛的功德於一身，這不是一舉數得嗎 ?!

　　表面上看來，做大拜式運動到的似乎只有身體，但是經過一段時間的練習後，會逐漸發現它調和、改變的不僅是身體，而是整個身心靈。身體的變化當然是顯而易見的，以我來說，本身是瑜伽老師，平常的體力負荷已經夠大了，但是我很難瘦下來；以前心裡還會疑惑，心想自己體力消耗量這麼大，吃得也不多，怎麼就瘦不下來？拜了大拜式之後，發現自動瘦到以前的理想體重。別人還問我有沒有刻意減肥？我只能回答：「怎麼可能呢？我的

工作需要體力，怎麼可能不吃東西！」

身體的改變固然令人欣喜，但更重要的是心理與心靈隨之而來的改變。我觀察到有些學生，做大拜式時自然而然就生出恭敬、虔誠之情，看到他們的臉上掛著笑容，心中充滿歡喜與感動；也看到學生所產生的改變，包括變得樂觀積極、更有活力與自信、抗壓性提升，甚至處事態度都變得恭敬有禮並樂於助人，開始會為別人著想。但也有些學生會半信半疑，甚至產生抗拒：大拜式真的有這麼多好處嗎？它真的可以幫助我解決問題嗎？

以科學的角度來分析，做大拜式的確有其正面的能量存在。正面能量的重要性，可從美國知名醫師大衛 ‧ 霍金斯博士（David R. Hawkins, M.D., Ph.D.）對意念的振動頻率所進行之研究中看出。霍金斯調查了全世界不同人種的百萬案例，發現身體的振動頻率低於兩百的人容易生病，高於兩百的人不容易生病；低於兩百的人通常有著負面的意念，像是痛苦沮喪、缺乏愛心，而高於兩百的人通常有著正面的意念，包括慈悲有愛心、喜歡關懷及幫助他人。不管是正面或負面的意念，都會隨之產生正面或負面的能量；而透過大拜式修煉身心的結果，則會讓我們產生正面的能量。

首先，大拜式給我們的注意力一個對象，不管是念佛號或觀想佛菩薩，當我們把注意力專注在這個對象或方向上時，就沒有餘暇去思慮自己的煩惱與問題。這也是在做大拜式的過程中很重

要的一點，就是去打破我們與生俱來的不良習性或慣性。比方說，你原本可能很習慣沉浸在自己的問題或病症中，所思所念都是自己的問題，所以你會鑽牛角尖、胡思亂想，愈想愈害怕，甚至想到失眠；但是在你做大拜式的這段時間當中，必須轉移自己的注意力、忘記自己的問題，專心在規律而持續的動作上。

其次，只要是運動，就能讓你分泌血清素、腦內啡，讓你的身體產生愉悅的感受，對你的身心都會有相當的助益。再者，大拜式比其他運動更難能可貴之處，即在於除了運動本身就有的成效外，還可以給你一個目標，讓你的心有所歸依；因為當你知道佛菩薩可以幫助你解決問題、保護你免受傷害，下意識裡就會得到一種安全感。就像是我們，只要遇到危急或害怕的狀況，本能反應就是念佛號，因為我們會想要祈求佛菩薩的保祐。

因此，當我們在做大拜式時，不只是身體在做著規律的動作，心靈也可專注其上，讓我們的心能暫時地離苦得樂。事實上，我們可以把大拜式當成是一種自我的沉澱與修練；當我們的身心沉澱下來，心思放在有智慧、慈悲、正面的對象上時，思緒會變得清明不混亂，自然可以看清事理。所以當我在引導學生做大拜式時，會先讓他們沉澱身心，專心把動作做到位，跟上規律的節奏，忘卻自身的煩惱；等他們動作熟練後，再說明念三十五佛及拜佛的意義。做大拜式的過程中，禮敬佛菩薩的動作會產生潛移默化

的變化，讓人去除我慢、起恭敬心，讓身體教會心靈恭敬、歡喜，培養堅持下去的耐心與毅力。

　　基本上，當學生來跟我反應他們無法解決的問題或困難時，只要能接受，我都會建議他們跟著我做大拜式，並且念誦佛號，因為這是一項淨化自己、消除業障、累積法財資糧的最簡單易行之法門，當然也是調和自己身心靈最有效的方法。但根據我的觀察，學生們的反應不盡相同：有些學生會想去克服困難、突破自己的限制，完成 108 拜之後，心理上會得到很大的成就感與滿足感；但有些學生雖然知道做大拜式對自己有益，卻又害怕去改變現狀，本身不良的習性與業力會產生拉扯、抗拒的心理。

從大拜式中學習「業果」與「懺悔」

　　做大拜式的過程中，表面上是在鍛鍊身體，但同時也是在修練心靈，以達到內心的平靜與身心的調和。但是，要如何達成這身心靈合一的最終目標呢？其實很簡單，首先，你得願意去嘗試大拜式，掌握動作與呼吸的要點，一步步培養起規律性的節奏；其次，就是保持不間斷的練習，也就是我們所稱的「串習」，不僅身體不斷地練習，心靈也不斷地與「善法」相應。換言之，這就是一種身心的「修」練。

何謂「善法」？簡單來說，改正自己的錯誤，了解前「因」後「果」後願意認錯，進而懺悔，就是一種善法。即便不談佛法，有因就有果，從科學角度來說也是一項真理；在土壤中種下一顆種子（因），只要陽光、空氣、水對了，它就會發芽、成長，甚至開花結果（果），所以自古以來即有「種瓜得瓜，種豆得豆」的俗諺。

　　過去的因，造成現在成熟的果；現在的因，則造成未來成熟的果。想要得到好的「果」，一定要有好的「因」，只要能做到取「善」捨「惡」，多種善因，必能改善我們的生命，得到好的結果，也就是善「業」的「果」報。但是，人非聖賢，在不斷取捨的過程中難免會犯下錯誤或種下惡因，以致得到惡果，譬如生病治不好或各方面都不如意；這時，只要我們願意去改正自己的錯誤，願意認錯、誠心懺悔，那麼已經種下的惡因所產生的惡業之果報，還有機會可以「重罪輕受」；以世間的律法來解釋的話，就是犯了罪必得接受法律的制裁，但是原本該被判無期徒刑的重罪，後來只被輕判了二十年的刑期。

　　何謂「修」？身心與善法相應的串習，就是一種修練。達賴喇嘛曾說，以身體而言，剛開始做一個動作會覺得很困難，但是天天做同一動作，就不會覺得那麼困難，這就是長久的串習所得到的結果；同理，「心」也是如此，要讓心放棄、遠離往昔對煩

惱的串習，換成與善法相應的新串習，以串習的力量來調伏自己的心。

所以，我們在不斷取捨善惡也不斷犯錯的過程當中，一方面必須努力修練身心，讓身心得以趨善避惡，多造善業，斷除惡業；一方面也必須真心懺悔自己曾經犯下的錯誤，預防過去的惡業發芽、結果。而透過大拜式的串習，即可同時達成這兩方面的目的。

藉由大拜式所進行的三十五佛懺，簡單來說，就是一種真心誠意的懺悔，也是一種消除業果的強大法門。在這樣的過程當中，充滿智慧與慈悲的佛菩薩會以善法引導著我們，讓我們種下一個好的因，將來必定會產生一個好的果。個人認為，大拜式是師父與佛菩薩給我的一個改變的機會、一個解決問題的法門，也是一項珍貴而有意義的禮物，讓我看到未來的希望。如果不是大拜式，我永遠不可能學會如何去對抗自己根深柢固的習性，建立起持久的好習慣，並成為一位好老師，產生同理心去體諒學生身心所受的苦。所以只要這堂課開出來，就會永遠教下去、永遠拜下去，並且永遠不放棄任何學生，幫助他們終可離苦得樂。

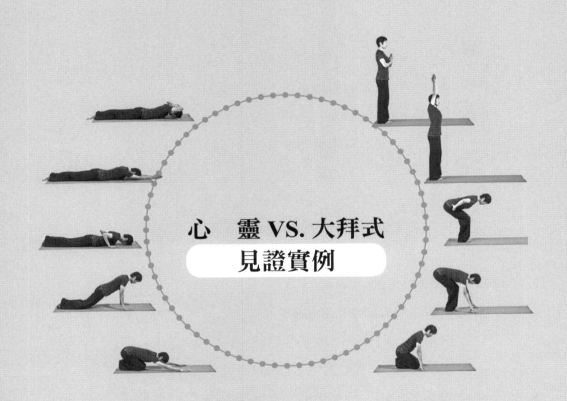

心　靈 VS. 大拜式
見證實例

見證實例 1 陳耀棋│65歲│財團法人福智文教基金會義工

我約在四十歲時開始學習《菩提道次第廣論》，學了約兩年，才開始接觸到拜三十五佛懺。當時，日常師父教我們要做善行，但是要做善行，得先建立正知，認識它基本的內涵；如果對自己的心性沒有知見、沒有基本的認識，沒有去突破自己的習性與格局，就不可能有所改變，因為，你可能連要改變什麼都不知道。同樣的，拜三十五佛如果連拜佛的內涵都不知道，那麼佛還是佛、你還是你，拜佛就沒有意義了。

◎母親得老年癡呆症奇蹟痊癒

母親六十幾歲時罹患了老年癡呆症，剛開始發病時，我們也不知道她是生病，只知道她走出家門就忘了怎麼回來，講了什麼也馬上就忘記，後來才知道，這些都是老年癡呆症的徵兆。我們一直有帶她去看醫生，悉心照料她的飲食起居，甚至每天幫她按摩；但是母親卻愈來愈嚴重，嚴重到有時她會莫名畏懼某些事物，緊張、害怕到發抖，雖然有吃藥，還是一直在退化。

　　我後來會開始認真地拜三十五佛懺，當然是因為母親生病的緣故；剛開始，首先面對的困難是儀軌不熟，必須一邊拜、一邊看懺悔文，覺得很不流暢，光顧著把儀軌做對，就會顧此失彼，無法進行深切的懺悔；於是我開始試著把儀軌背誦起來，可是這對從小不愛讀書的我，實在是一項挑戰，努力了好長一段時間，還是背不起來，這時很想放棄，但是轉念一想，「就是因為不會，才要努力拜啊！」於是又繼續堅持下去，終於把儀軌完整地背下，突破了文字的障礙。

　　學了佛法、經過師父的引導，開始思考什麼叫做孝順？以前我會以為，孝順是該照顧母親就照顧母親、該給她吃住就給她吃住、打點好母親的生活，就算盡到了孝道；但我並未真正發自內心，去感受母親的需求。這兩者間有著天壤之別。而且，當母親的作為無法盡如我意時，該怎麼做？比方說，我原本要求母親每天佛號要念多少遍、拜佛要拜多少拜，當她開始生病、產生障礙，沒有辦法照我的意思這樣做時，我的心情就會開始煩悶，連帶對她的口氣、臉色都會變得不一樣。雖然我在食衣住行上都幫母親設想周到，但是在心意上有無拂逆，她其實心裡很清楚。

　　同時，佛法也啟發了我，讓我知道自己會遇到這種事，一定是我自身的問題所產生的困難與障礙；於是開始思考自己為什麼會遇到這樣的問題？這樣的問題是要教導我去做到什麼？我一邊拜佛、一邊思考這些問題，後來想到，佛法教我們要「觀功念恩」，我便開始去回想、感念母親過去為我們所做的功德，同時把這些功德講給她聽。譬如回想起小時候，母親帶我們去山上砍柴、撿柴火；有次，我為了貪採大樹上最高處枝椏尾端的乾樹枝，一溜煙爬上樹，哪知當時山上連下了幾天大雨，山坡地泥土鬆動，於是一、兩層樓高的大樹，就這樣突然倒了下來！我嚇壞了，不知道該怎麼辦?!看到樹那麼高，我也不敢馬上跳下來；這時母親遠遠看見了，拚命奔過來，竟然死命把大樹的樹幹給撐住！其實，那是因為盤根錯節的樹根還沒完全從泥土中鬆脫，樹幹也還沒完全倒下，她使勁一推，才有辦法把樹幹給暫時頂住，讓我趕緊爬下來。

　　還有一次也是去撿柴火，回程要穿越一座小火車站的平交道，從平交道的這頭要跨越到另一頭去，距離頗遠。當時，軌道中間停著一列載貨的火車，我抱著柴火打算從底下鑽過去；沒想到才鑽進去，火車就在這時發出了「砰！砰！」的聲響，緩緩開動。這時，

卡在車底的我嚇到魂都飛了，就在此時，母親回頭一看，趕緊將抱著整捆柴火的手臂用力一拉，把我整個人從車底下拉出來。這些例子不勝枚舉，像是小弟也曾經去摸掉下來的電燈而被電到，三更半夜，在鄉下要去哪裡找醫生？但是母親仍然不顧一切地背起他，到處去找醫生，半夜去按醫生家的電鈴，就是不肯放棄醫治孩子的一線生機。

當我回想起這一幕幕的情景，想到母親為了我們兄弟的性命，一次次不顧自身安危，總是在最急難時來拯救我們，心中不禁充滿了感恩之情。我不斷對母親述說她以前對我們的好、對我們的養育之恩，還有她讓我這個兒子感受到母親是多麼的偉大、我是多麼地感恩她。發現當我對母親講述她的這些功德時，她會比平常更有反應，好像感受也更為深刻。於是我發現，只要用心去體察她想聽的話，就可以激發她的反應、啟動她的思維、進入她的內心跟她溝通。這個方法必須靠我們本身的感受力來引導她、來與她相應，因為這時，她已經無法去啟動自己的思維，必須靠外力去刺激她的心，才能與她進行溝通。這就是我拜三十五佛、祈求佛菩薩加持，幫我找出了這個可以與母親溝通的方法，能夠與母親的內心相應、契合，對

她述說她想聽的話，並回想她到底給予我們兄弟多少的功德。

從每天開始拜三十五佛懺以來，這其間，遇到的磨難與困頓多如牛毛，沒有毅力根本就做不到。當時，我每天白天要到福智園區去做義工，晚上回來才能拜三十五佛；有時忙到十一、二點才回到家，累到只想趴下去呼呼大睡，但我還是堅持拜完才能休息。拜了兩年之後，有一次我去鳳山寺做義工，回到家照顧媽媽之後，洗好澡已經十一點多了才開始拜，真的拜到睡著，等到醒來，忘記自己到底拜到哪一尊佛，只好從頭拜起；沒想到重拜一次，趴下去又睡著，醒來又忘記拜到哪一尊佛，累到這種程度。平常拜一輪三十五佛，頂多花上半個小時就足夠了，那一次反反覆覆、前前後後共花了三個小時！

也就是那一次，當我終於靠著毅力拜完去睡覺時，竟然做了一個不可思議的夢境，夢見達賴喇嘛在主持一場盛大的法會。法會結束後，達賴喇嘛從高台上走了下來，經過我身旁，我居然「啪！」的一下，五體投地的拜倒下去；奇怪的是，平常都只用短拜在拜佛，根本不知道什麼叫五體投地的大禮拜，而我也不知道怎麼做大禮拜，在那當下卻像是反射動作般地做了大

禮拜。於是，達賴喇嘛摸了摸我的頭，對我說了一句話，「很好很好，繼續努力，不要懈怠！」

這次的經驗中，我著實學到了一課。在掙扎著去睡覺與繼續拜的當兒，心中有兩個念頭在交戰，一個是想睡的念頭，設想佛菩薩會對我說：「你這麼累、這麼想睡了，你就去睡飽再來拜吧！」另一個念頭是想拜的念頭，設想佛菩薩對我說：「你這麼累了還在拜，真是精進啊！」事實上，我被想睡的念頭打敗過好幾次，知道如果屈服於它的話，會變成以後拜就每次想睡，然後就會讓自己先去睡飽再來拜；問題是，我不可能每次拜佛的時候都是精神飽滿的狀態，如果精神不好就想睡，會變成拜佛反而增長睡覺的因，這個障礙倘若無法去除，以後這樣的因還是會來。但在那一次終於突破這個瓶頸之後，就再也沒有這樣的問題出現了，以後每拜精神就來，再也不會想睡了；就這樣培養出堅持不退的毅力，不懈怠地繼續拜下去。

我知道如果沒有突破這個拜佛的障礙，母親的病不可能會好。就這樣拜了四、五年，有次在拜時，心裡一直在思索一個問題：母親是有感受沒錯，但是她的狀況並沒有特別的起色，思緒仍無法靠自己啟動，必須仰賴外力來激發她，否則她就像一灘死水，毫無

反應。那時，我心裡的感受就像當時某次所做的一個夢境，夢裡，我看到母親摔落在一條水溝中，我想把她拉起時，卻整個癱軟不動，完全不使力；我著急得叫她，「老母啊！妳的腳也稍微蹬一下，我才好把妳拉上來呀！妳自己都不出一點力，我拉不動呀！」其實這個夢境很簡單，就是我已經疲累了，我拉她拉得很累，還是拉不起來，希望她自己也可以使力幫忙，因為這不只是她的業障，也是我的業障，是一種相互、共同的業障。

我一邊拜佛、一邊想到母親從小這樣照顧我們，對我們的功德這麼大，理當要好好照顧她，讓她安享晚年。但是，母親生這場病，到底是我要幫母親，還是母親要幫我？我從這個角度轉念去看，忽然恍然大悟：其實，是母親藉生這場病來渡化我、消除我們累劫所造的業障；她只能靠這個方法，來成就我以前做不到的孝道，唯有如此，彼此累世糾結的業才能消除。我想到，母親就像觀世音菩薩一樣慈悲，年輕時用生命護持年幼的我們，年老時還用老人癡呆這個病障，寧可自己生病、受苦，為的就是幫助我們去了解、學習、實踐真正的孝道。

真正的孝道，不僅是照料母親的飲食起居，還要

去順從她的心意。比方說我會以為準備大魚大肉給她吃，就是在孝順她；但有次不過就是煮個地瓜稀飯，卻發現母親竟然吃得比大魚大肉還要有滋味。從而領悟到，原來我們自以為是的孝道，其實並不是真正的孝道；真正的孝道是要去體察母親的心意，了解她真正想要的是什麼。體會了這個道理之後，在生活上便開始盡量去體察母親心中的需求；慢慢的，我聽到她的一聲咳嗽、看到她的一個眼神，就知道她想要什麼。有時我回家晚了，母親本已經就寢，一聽我的腳步聲又坐了起來；我起初不明白，三番兩次跟母親說：「妳好好睡覺就好，不用等我啊！」後來發現，她只是想要我陪她說幾句話。原來，母親想要的並不是豐盛的物質生活，而是我們做子女的陪伴與關懷。

但也因為這樣，母親覺得住在我家最方便，就不想搬去別的兄弟家住，讓他們輪流照顧。因為照顧病人很累，幾乎沒有喘息的時間，有時也沒辦法去上班，所以偶爾難免會有怨念產生，想說為什麼母親生病，四個兄弟中就我最累；如果母親可以輪流和其他三個兄弟各住一個月，我至少可以休息三個月。但是轉念一想，母親要和我住，表示她與我的因緣最深，是要來成就我的，幫我消除業障；母親等於是一座金礦，

我卻傻到想把它丟進垃圾桶?! 正念一出,從此就不會再去計較了。

所以,那次我一邊拜佛,一邊想到母親就像觀世音菩薩般慈悲,寧可用自己生病受苦的方式來成就我們學習孝道,消除我們的業障,不禁痛哭流涕。於是拜完後,我跪在母親面前,邊哭邊對她說:「老母,妳真的太偉大了!年輕時辛苦的拉拔我們長大,年紀大後,還甘願生病受苦,來成就我們學會孝順,幫我們消業,如果不是妳用生病來教導我們,我們永遠不會知道嘴巴上講的孝道和真正付出的孝道是不一樣的……,感恩妳這樣來成就我們……。」

沒想到我講完這段話後,母親竟然馬上清醒了!

她流著淚對我說:「沒有啦!都是因為你這麼認真貼心的照顧我,了解我的心意,我一舉一動,你都知道我需要什麼;我咳嗽,你就知道要拿衛生紙給我;我走路一瘸一瘸,你就知道我哪裡痠痛,來幫我按摩;我走過去,你就知道我要人陪,來跟我講話……是我麻煩你啦……」

已經許久沒有思考能力、什麼話都講不出來的母親,竟然可以清醒而有條理地講出這些話來!

當時母親的狀況是,認得人,但已經叫不出名字

了；或許她內心是清楚的，但是她都不講話。而那一次我拜完佛，激動地對她說完那番話，她卻像是一扇原本緊閉的門，突然被打開，神智清楚，話也慢慢會說了。等到我們帶她回診時，醫生非常震驚，跟她說：「歐巴桑！我看老人痴呆症的病人看了幾十年，只有看到妳一個好了，實在太榮幸了！」

母親痊癒之後，又過了十二年才往生，過世時已經八十幾歲。她經過這一場病，像變了個人，後來不僅神智清楚，而且只講好話，都是稱讚別人、隨喜別人的話。有次她因胃疾去開刀，本來很害怕，後來有個師姐先帶她出去四處玩，玩得好開心，完全忘了開刀這回事；回來後她累了，睡著去開刀，醒來還不知道自己已經開完刀，只記得去玩的事。往生前她住在國泰醫院，還祝每個來看望她的人「長壽呷百二」。

◎拜佛改變個人生命高度

拜三十五佛對我個人的改變，基本上來說，是變得比較會去思考，逐漸培養起正向思考的能力。以前只是因為自己有發願，覺得每天都要拜佛，不敢懈怠，如果有一天沒拜，就會睡不著；但是在拜佛的過程中，我逐漸去思考，了解佛菩薩的正知、正見，知道怎麼

抉擇、怎麼待人著想、怎麼去檢查自己的起心動念與貪嗔癡。誠心拜佛後，自己會感受到許多淨罪相，就是在淨除自己的罪障。

小時候，我是一個不會讀書也不愛讀書的孩子，只要讀書就想哭。有時候也很怨嘆，想說我和哥哥是兄弟，為什麼他那麼會念書、口才那麼好，而我卻什麼都不會？我還問日常師父，「師父！我只會做工不會讀書，怎麼辦？」師父回答我，「你認真做工很好，不過到最後，你還是要讀書，因為讀書才會有想法，做為你行事的標準。現在你可以先和佛菩薩發願，說你想要會讀書。」

後來，我果真開始學習《廣論》。記得剛開始學習《廣論》時，班上有十來個同學，都是用抽籤的方式來決定這次誰負責「消文」（消化文字、弄懂文義本質）的功課，每次都暗暗祈禱，「不要抽到我！不要抽到我！」結果，常常被抽到的都是我。有次，一位高雄學苑的師兄來我們這班隨喜，那時我已經學習《廣論》近兩年，「消文」時又剛好抽到我，只好硬著頭皮開始講；那時候，別說同學們聽不懂，連我都不知道自己在講什麼，想說有講就好，就講了一些風馬牛不相干的內容。下課後，那位隨喜的師兄走過來

對我說：「陳師兄！像你這樣的程度，居然可以在這裡坐上兩年學習《廣論》，光是這一點我就要佩服你！」表示我的程度真的太爛了，但是我甘願讓人家笑，還是堅持繼續坐在這裡學習，也真的是不容易。

那時，班上有位師姐，她先生只願意接送，讓她來學《廣論》，但自己始終不願意一起進來學習。有一次，她先生剛好進教室來等待，坐著旁聽；剛好那一次的「消文」又抽到我，我一樣硬著頭皮上去講，不知在講啥；下課後，她先生跑來跟我說：「像你這種程度也可以來學《廣論》，這樣我也可以耶！」意思是說，像我程度這麼爛的人都可以來上課，顯然給了他不少的信心；後來，他就真的進來學了！所以說，不是書讀得最好的人才能渡人，像我這樣的笨蛋，也可以渡人啊！

那時我剛接觸拜三十五佛。想到自己一翻開書就想打瞌睡的障礙，於是拜佛時就祈求佛菩薩，希望自己可以突破不喜歡讀書的習性。後來，我訂下目標，規定自己每天都要有功課進度，比方說聽完一段錄音帶或讀完一段經文，或是對照手抄稿、了解其中涵義後才能出門，否則就把自己關在閣樓裡。因為一開始，我一讀書就想睡覺，睡醒之後，就想去做別的事：上

個廁所、去冰箱找東西吃、泡個茶等，總之百般拖延，就是不想去讀書。所以後來我規定自己，一定要做完功課才能出去辦別的事。於是，也跟拜佛一樣，讀了睡，睡醒再讀，讀了再睡，睡醒再讀；本來不用多久時間就可以做完的功課，卻可以這樣搞上好幾個小時。但是最後，靠著堅持不退的毅力，終於突破了自己不愛讀書的習性與障礙。

　　拜佛之後，也開始會為別人著想、感恩別人的付出；這一點，我太太應該感受最深。記得有一回，我們在自家的皮鞋店，店面在一樓，太太在樓上煮好飯，把飯菜拿下來給我吃，隨即又跑回樓上去；想說，不是要吃飯了嗎？怎麼又跑回去？我就跟上去看，原來她在廚房整理煮完飯的菜渣、擦抹流理台和地板。看到之後，我默默走下樓，突然覺得自己不能先吃這頓飯，否則真的會良心不安；太太煮得這麼辛苦，又要顧店、顧小孩，還要跑工廠，結果我飯菜一來張口就吃，吃完丟下讓她吃菜尾，還要收拾，這樣怎麼說得過去？

　　於是我等太太收拾好下來之後，便對她說：「妳這麼辛苦，要顧小孩，要煮飯，要去工廠挑貨補貨，還要顧店；客人來店裡買東西，嫌東嫌西，妳總是有

辦法好言相勸，說到他們高興歡喜地買回去。妳甘願犧牲自己來成就這個家，這頓飯我不等妳下來吃，我真的吃不下去……」雖然我講這番話完全是出於真心誠意，毫無阿諛奉承的意思，但是太太靜靜地聽完之後，很實在也很有智慧地回了我一句話，「你不要繼續說了，你再繼續說，我真的會做到死。」意思是我這麼誠懇地感恩，她只能認命甘願地繼續付出。

當初我去福智園區做義工，太太也會怨嘆，對我說：「家裡也有很多義工給你做啊！」意思是幹嘛出去外面做義工，家裡的事都忙不完了；表示我從來沒在家裡幫她做過家務。自己一想，這麼說也沒錯，我總不能只會出去認真做義工，回到家卻只會做老爺，就像是說，只去做自己喜歡做的事，不喜歡的事就不做，這樣也不對。於是，在家時我開始幫忙太太做家務，流理台要擦，碗盤要洗，地板要抹，衣物要曬洗，我都開始去做；拜佛時，我也跟佛菩薩祈求，要去突破自己的內障與外障。剛開始時，太太還以為我只是在做做樣子，但是繼續做了一段時間，她感受到了我的改變，還會主動問我，「你不是要出去做義工嗎？趕快去吧！」顯然她已經因為我的改變，認同做義工這件事了。

　　後來有次我們去鳳山寺，日常師父在佛堂裡做完前行，遠遠叫我們，「陳居士！你們倆夫妻過來過來！」過去後，師父跟太太說：「你們家這位陳居士，一個人可以抵二十個人用！其中有十個是妳的份！」意思是說，因為妳在背後支持他，他才能有這樣的貢獻，所以有一半的功勞是妳的。這句話後，從此我出去做義工，太太再無二話，也因此我得以長期護持園區的建設。園區從開始到現在，已經經過了三十載。我護持園區的建設雖然辛苦，但是只要看到別人因為這些物質建設而得到方便、快樂，相對的，我也得到了心靈上的快樂與充實。就像父母吃苦，但成就了孩子，他們在心靈上也會感到很快樂，做園區的建設亦是如此；看到他人快樂，我們也會快樂。這就是師父給我們的一個改變的機會。

　　這些成就，都是我在拜三十五佛時所發的願力，這些領悟與功德，也都是藉由拜佛得來的。我把自己的困難與障礙告訴佛菩薩，祈求佛菩薩的加持，專心的拜佛與懺悔，以佛菩薩的正法來導引自己。我相信，藉由師父的教導、佛菩薩的加持、眾生的成就，只要我們有些許善根，誠懇恭敬地想去改變，就有機會不斷地突破、成長，並提升自己生命的高度！

見證實例 2 林先生｜35 歲｜科技業專案經理

我從 Joyce 老師開出第一堂大拜式的課，當看到大拜式的開課通知，不知為什麼，就覺得自己一定要來上這堂課。直到現在，仍然盡量維持一星期來上一到兩次的大拜式。我也十分感恩冥冥中的安排，讓我有機會接觸到大拜式。

從就學時期我就對體適能的活動相當有興趣，也進一步接觸了重量訓練與健身等各類運動。開始上班後，有次在轉換工作的空檔前往印度旅行，在恆河旁上了生平的第一堂瑜伽課；當時，身體進入到一種前所未有的放鬆狀態，對我來說是一種全新的體驗，因為原本我的運動都是以鍛鍊肌力的重量訓練為主，身體自然較為緊繃僵硬。但接觸瑜伽後，重新思考自己對待身體的方式，決定將運動重心轉向以瑜伽為主、重訓為輔，希望能夠讓身體達成平衡的狀態。

其實，不僅是身體的平衡，我也希望能更進一步達成身心的平衡。因此在身體方面，我做重訓、練瑜伽；在心靈方面，則做冥想的練習，也接受宗教經典與老師們的引導。但在探索的過程當中，發現身心平衡並不是那麼容易達到，因為一般課程對於身體與心

靈的訓練，本來就是分開的；而一般健身中心提供的瑜伽課程，也多以瑜伽體位法為主，頂多在課程中帶到若干冥想，仍是以身體方面的訓練居多，心靈方面的訓練其實很少。結果，就是身體與心靈變成兩條平行線，無法連結在一起。

在五、六年的瑜伽練習後，我開始搭配大拜式的練習，對於身心有了更深刻的體會。老師在暖身時就會引導我們做些簡易的暖身動作與香功，漸漸培養出氣感，去理解能量；接下來持續進行的大拜式，不但有伸展的動作，還有肌力的訓練；再者，老師在課堂中以正面的語言去引導同學，搭配念佛號及拜佛的恭敬心，都能讓我們更容易進入一種十分平靜、樂觀、正面的狀態。我的體會是，身心會互相影響，中間的媒介就是能量，大拜式可以讓身體、心靈、能量的訓練結合串連在一起，達成身心靈平衡的目標。

長期做大拜式下來，開始能察覺到自己細微的能量狀態。感覺到當自己的能量好時，身體較容易恢復到健康的狀態，心理也比較容易恢復平靜，但這當中的感受，如人飲水，冷暖自知，一般人從是無法體會的。

若要具體來解釋，或許可以分為身心兩方面來說

明。身體方面，因我長期接受重量訓練，導致上背部僵硬，透過一般的瑜伽練習只能改善到某個程度，無法完全解決肌肉緊繃的問題；但是透過108大拜式的伸展動作及暖身的香功，可以明顯活絡肩頸及上背部的關節與肌肉，長期練習逐漸變得放鬆且柔軟。心靈方面，透過佛號、禮拜、專注及恭敬的心，短時間內就能進入一種平靜的狀態，進而觀察自己。

　　個人認為大拜式是種很全面的練習方式，可以同時滿足人在身心靈三方面的需求，所以我不但自己很喜歡上這堂課，也推薦給我的親朋好友。譬如我母親會失眠，我就先教她暖身的香功，現在她都會在就寢前做，促進氣血的循環，在能量比較平衡的狀態下，比較好睡。對於需要訓練肌力或全身性伸展運動的朋友，大拜式是一個很好的開始，對他們會有很大的幫助。對有生活困擾或心靈需求的朋友，不斷念佛號，拜佛的規律串連，可以跳脫日常慣性，讓思緒得到平靜，清晰觀看到自己的每個心念；即便是簡單的觀察，都足以讓他們跳脫原本的執念，增加心靈的強度，重新審視自己的生活。畢竟，透過心的改變去解決生活上的問題才是根本之道，而大拜式的長期練習，必然會對我們在這條不斷前進的道路上有所助益。

見證實例 3 鄭小姐｜ 46 歲｜政府部門研究人員

我上 Joyce 老師開的大拜式，已經超過一年半的時間，剛開始是看到開課的海報，很好奇什麼是大拜式，就想去試上看看；上了第一次之後，覺得超喜歡，就幾乎全年無休地一直上到現在。我發現，老師的引導與教學方式，感覺身心十分愉悅且滿心歡喜，也給了我不同的啟發，開始從別的角度去思考生活中的種種問題；我想，這應該是我會一直持續做大拜式的重要原因。

我平常就有在跑步、騎單車，還有上些瑜伽課程，包括活氧舒展、皮拉提斯、哈達瑜伽等，運動量算是頗大，體力也還不錯，因此上大拜式這門課時，並不會覺得特別累或特別喘，而是感覺身心都很舒暢；一開始，做第一輪時可能比較累一點，可是卻愈做愈有精神，就像跑馬拉松，跑過一個門檻之後就覺得很順。我覺得做大拜式對上半身的鍛鍊特別有效果，而且跟著念佛號也有助於練習呼吸、換氣，對心肺功能的幫助很大；我也發現自己這一年來都沒有感冒，顯然免疫力也提升了。

在上大拜式時，老師雖然告訴我們可以觀想自己

的親人，但平時上課時並沒有多想，只是跟著拜。不過有一次感受卻特別深刻，因為當時父親剛好去開刀，我在拜時一邊想到父親、一邊拚命忍住不掉淚；因為想到三十五佛正在庇祐著我的家人，心中就湧出一股莫名的感動。

做大拜式以來的這段日子，觀察到自己在待人處事上的轉變。我變得比較心平氣和，在工作上，不會因為同事做得不夠好而生氣，會去體諒他人，而且會反躬自省：是不是因為自己沒有說明清楚？是不是應該用另外一種方式和對方溝通？不會突然就生氣動怒，反而會冷靜下來思考；同時，也不會再去計較行政工作分配不均，而是專心把自己的事情做好。整體來說，心變得比較定、比較沉穩，連男朋友也覺得我的脾氣變好了。我領悟到，心中充滿善念時，周遭的環境都像在幫助你；所以常覺得自己很幸運，比方說在工作上，別的同事會遇到某些糟糕的狀況，而自己卻很順利就完成。

所以現在，除了一星期必上一次滿心期待的大拜式——是我風雨無阻必上的一堂課，並帶著辦公室的同事們，一星期利用一天中午時間，一起做香功和大拜式，把這項運動分享給她們，她們也都非常喜歡。

見證實例 4　劉小姐｜ 55 歲｜ IT 公司負責人

我上 Joyce 老師的 108 大拜式近兩年時間，雖然上過許多各式各樣的瑜伽課程，但第一次上大拜式這堂課時就異常感動，全身上下有種觸電的悸動感，拜佛時更是必須強忍著才能不掉淚；彷彿冥冥之中有佛緣的牽引，讓我來上這門課。

覺得自己的身心對大拜式都有十分強烈的反應。譬如在做暖身香功時，會感覺到全身有氣在竄動，好像竄動到某些地方會癢，會想去抓，手還會不自主地抖動；原本有些驚慌，請教老師之後，才知道那是因為氣在幫我打通身體中原本不通的經絡，是一種自然反應。後來，陸續知道香功對經絡等有各種好處，現在早上起來還有時間，都會先做做香功。

做了大拜式之後，精神、體力都比以前好了很多，心肺功能與柔軟度也獲得明顯改善。神奇的是，原本枯黃沒有血色的指甲，現在變得非常紅潤而健康，連頭髮都一直長出來！同時做大拜式、重訓與個人瑜伽課的訓練，體重減輕了十幾公斤，體脂也掉了百分之十以上，贅肉都不見了，衣服的尺寸居然可以從 L 變成 S ！

　　但是我認為，大拜式讓我在心靈方面的收穫，甚至比身體方面的收穫更大。透過 Joyce 老師的引導，大拜式真的是一種身心靈全方位的體驗與成長。過去的我，習慣以自我為中心，情緒很容易受外界干擾，也很難被引導；持續上大拜式之後，個性變得平靜，不再自尋煩惱，體會到什麼叫做「氣定神閒」，也可以比較冷靜地去看待事情；過去可能馬上就會開罵、拚老命要去解決的事，現在都可以保持心平氣和。

　　從 108 大拜式中，感受到時間的寶貴，彷彿從釋迦摩尼佛到阿彌陀佛，就代表了我們從出生到死亡短暫的一生，讓我深刻領悟到，好好把握時間的重要性。

見證實例 5　謝小姐｜ 42 歲｜金融業從業人員

做大拜式前後有一年半，剛開始時，還會因為工作忙碌而沒去上課，但現在每個星期固定會來上一次大拜式；雖然也有上其他的瑜伽課，就沒那麼固定，有空才上。我現在已經很習慣每個星期都要來做一次大拜式，有點像基督徒每星期都要上教堂做禮拜一樣。

初開始會接觸到大拜式，純粹是對這堂課的課程名稱「108 大拜式」感到好奇，想知道大拜式到底是在上什麼？沒想到，第一次上課時居然就感動到流淚，產生非常深刻的感受；因為不像別的瑜伽課只是單純的運動，Joyce 老師的上課內容，除了教導身體的動作外，還加入了許多精神、心靈層面的引導。雖然無法明確地說出自己為何感動，因我個人並沒有任何特定的宗教信仰；但或許是在這個過程中，心靈受到了影響，得到了釋放，做完 108 拜的當下，有種如釋重負、十分輕鬆的感覺，彷彿為長久處於壓力下的自己找到了一個抒發的出口。就像是基督徒教堂做告解一樣的作用，感受到那種心靈被洗滌、被療癒的效果。

我本身一直有運動習慣，除了上瑜伽課，平時也

在跑馬拉松，體力還不錯，所以我第一次上大拜式，就有拜完 108 拜。因為身體原本也沒有什麼大毛病，也就沒有特別去觀察身體上有哪些明顯的改變；但之前因為有鼻子過敏，一直在看中醫，我做了一段時間的大拜式後，中醫師幫我把脈時說，我的肺活量變好了，這點我並未注意到，反倒是中醫師提醒了我。

我相信大拜式對我的身體有著極大的助益，但是對心靈助益更大。我的個性比較ㄍㄧㄥ，在與人相處時，往往過於注重形象，無法表現出真實的自己；但是做了一段時間的大拜式，發現自己沒那麼ㄍㄧㄥ了，許多以前會介意的事較能釋懷，得失心變得沒那麼重。

有些人會覺得做大拜式很累很喘，但我做大拜式時，身體上並不感覺到累，而是很舒服、很開心。對我這種工作忙碌、壓力又大的人來說，做大拜式就像是一種休息；比方說，跑完馬拉松會覺得很累，但是做完 108 拜，感覺並不是累，反而是休息，不僅精神上得到了釋放，心情也得到了平靜。所以個人覺得，這門課帶給我的最大收穫是在心靈上，或者可說是一種心靈層面的修練。

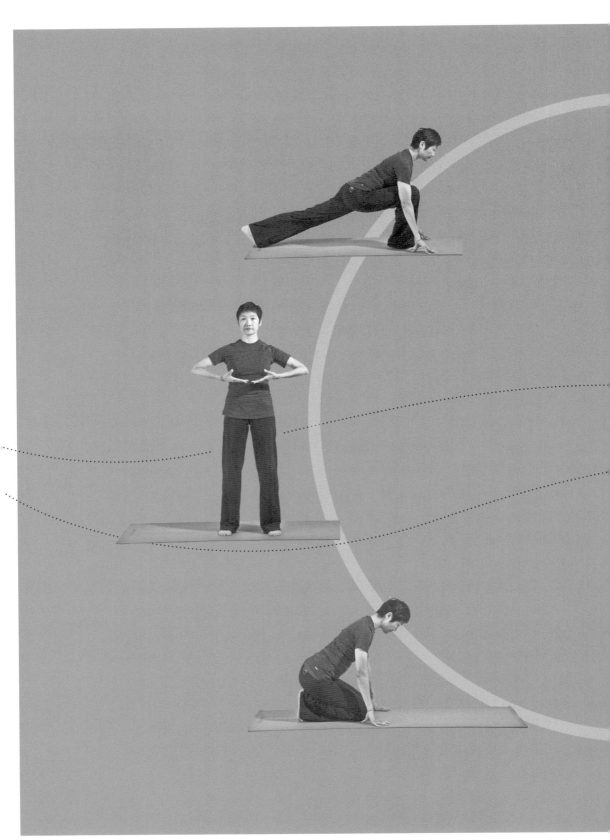

Chapter 3

108 拜正確運動法

暖身 · 大拜式 · 收功

按部就班地正確進行，
調整呼吸、關節與氣血，啟動你的身體，
三輪 36 拜循序漸進，
訓練換氣、培養念力、淨罪集資。

暖身 ・ 大拜式 ・ 收功

　　有次，在等待教課的空檔，站在教室外看著一位年輕的老師，很優雅地將一條腿從側面舉起來貼近臉，宛如體操選手或芭蕾舞者；全班能做出這個動作的人少之又少，而且他們的那條腿離臉頰都還有著偌大的一段距離。其實這種體操或芭蕾動作都要從小訓練，如果到了三十歲之後，筋要開就只有靠苦練了。我將近四十歲才開始學習瑜伽，已經算是很晚了，前幾年著實下了一番苦功，但是有一天，我面臨一個抉擇，「我到底要教給學生什麼？」

　　我學到的東西，能教給學生的不到十分之一，而學生能做到我的程度也非常有限。很多人來運動，其實只是為了維持健康或解決問題，因此，是否應該找出一種對多數學生最有利且最有用的功能性運動，而非僅著重於自我的完美表現？我調整自己的教學目標之後，逐漸發現，108 大拜式才是最合乎人體工學、對學生幫助最大的運動方式。

按部就班地正確進行

　　108 大拜式並非只有單一的大拜式動作，在正式進行之前有暖身，進行之後還必須收功，是一套循序漸進的完整運動。如果能夠從頭開始、按部就班地進行到最後，必然可收一加一大於二的加成效果。

　　簡單來說，一套完整的大拜式運動包括前面的暖身（包括第一組暖身動作、香功、第二組暖身動作）、三輪大拜式共 108 拜（亦即一輪有 36 拜）、收功及最後的懺悔和回向。完整做下來，大約是一個小時。這樣的安排，為得是循序漸進地調整我們的呼吸換氣與身體節奏，從最和緩的第一組暖身動作開始，進入呼吸緩慢悠長的香功，再進入第二組暖身動作，接著才正式開始大拜式；運動速度逐漸由慢到中到漸快，使呼吸與身體都可以跟上，不致因為速度忽快忽慢，使得全身的血液循環無法配合，造成頭暈目眩的現象。

　　暖身動作時就會帶入呼吸——身體往上動作時吸氣、往下動作時吐氣，此外，不需特意去調整呼吸，只要掌握吸吐平均，自然呼吸即可趨向於穩定深長；而做大拜式時跟著念誦佛號，也有

助於我們練習呼吸調息、增強心肺功能。此外，做大拜式時不宜飽腹，若要用餐，可於進行前一小時吃些清淡、少量的食物。

　　至於做大拜式的時間，原則上建議是晚上九點前，但其實不拘白天或夜晚。暖身的香功和大拜式算是陽性的運動，因此一般說法是在清晨做最好。可是如果以生理的觀點來看，早晨剛起床身體比較僵硬，還沒活動開來，不太適合做（激烈）運動，尤其是冬天的時候，體質較弱的人或老年人更要注意；反倒是接近傍晚時，身體已經完全活動開來，達到最適合運動的狀態，這時候做運動，效果最好。另外也有一說，認為晚上就寢前做運動不適當，氣血循環太好，精神太亢奮，會睡不著覺。

　　根據我在不同時間點進行大拜式的經驗來說，認為這項運動不管白天或晚上做都沒有關係，尤其上班族，白天忙著上班，要到晚上才有時間。就寢前做大拜式，這些規律性的動作其實可以幫助我們放鬆神經，只要不把它當成有氧運動、做得過於激烈，溫和徐緩地進行，可以按摩到脊椎上許多的自律神經，加上肌肉、關節的伸展及呼吸的調節，做完後身心舒暢平靜，對一般正常人來說，反而有助於睡眠品質的提升，應該會很好睡。

　　同時，若以佛法的修行觀點來說，進入睡眠前所做的事，譬如讀一本好書或誦經等，保持正念的思考方向，會產生身心相續

的影響，將正面的能量帶入睡眠中，有助於睡眠品質的提升與身心的健康。因此，晚上就寢前做大拜式也未嘗不可，只要在自己體力容許的範圍內做幾拜都可以，並不需堅持做到108拜；如果身體健康，沒有太大的毛病，平常也有運動的習慣，剛開始要做到一輪36拜，應該是沒有問題的，否則可以從6拜、10拜開始做，再慢慢往上增加拜的次數。其實，即便你做大拜式的時間點並不是最好的運動時機，只要每天養成這項習慣，持之以恆地做下去，也比你在完美的時間點久久做一次，要來得有效果。換言之，持續性遠比時間點更有威力。

不過，在身體極端不適的情況下，並不建議你在這時強迫自己去做。譬如感冒十分嚴重或受傷正在發炎時，都必須先休息、讓身體稍微復原；但是，也不必等到完全康復之後再做。事實上，等到狀況稍好，開始做大拜式反而有助於讓身體加速復原與療癒；尤其某些部位倘若受傷，在黃金復原期時就應該開始做些溫和的運動，而不是完全不去動；完全不動，身體的機能會衰退得很快，心理上的惰性也會日漸累積。我的建議是，狀況不好時可以少做一點，次數可依身體狀況來調整，但不要完全放掉不做，維持一種持續性，對身心兩方面都相當重要。

暖身──
調整呼吸、關節與氣血，啟動你的身體

　　正式進入大拜式之前的暖身運動有三個階段，第一階段包括第一組的五個暖身動作，第二階段包括香功的十五式，第三個階段則包括第二組的四個暖身動作。這三個階段各有其調整身體的目的，第一階段是為了先調整身體的姿勢與呼吸，第二階段是在幫助身體淨化、排濁氣，並促進氣血循環，第三階段則是要讓心情沉澱下來，引導身心進入狀況。倘若以一個動作做一分鐘來估算，整組的暖身動作大約需要三十分鐘。

　　運動前暖身的重要性往往被忽略，也是造成運動傷害的主因之一。在做任何運動之前，都一定要先「整理」好自己的身體，也就是先調整好你的關節、肌肉與呼吸，讓關節產生潤滑液，讓肌肉變柔軟，改善血液循環，提升身體的溫度，打開你的身體，讓身體熱起來，準備被啟動，進入正式的運動狀態。所以在進入大拜式之前，我們會逐步由下往上，利用上肢動作、下肢動作、脊椎動作與全身動作進行暖身，啟動你的腳趾、足弓、腳踝、膝蓋、小腿、大腿、骨盆、脊椎、腹背、肩膀、手肘、手指等，把身體的八大肌肉、九大關節，通通整理一遍，讓它們排列在正確的位置上，以便讓你順利地開始進行大拜式。

許多人不了解讓關節排列在正確位置的重要性，也不了解關節如何運作，所以連長時間的站姿、坐姿都不正確。其實不管有無運動，都必須了解如何保持正確的身體姿勢，否則不但無法維持端正挺直的姿勢，還可能造成累積性的傷害；譬如站立時，姿勢不對，用力的方式不對，不管是膝蓋或脊椎，都很容易受傷。所以，當我們在做這些調整關節的細部暖身動作時，亦可藉此來檢視自己的身體狀態，是否在做某些姿勢會有困難？

　　因此，在還沒正式進入這項運動前，平常在家或在辦公室都可先練習一些像是瑜伽中的山式動作，伸展全身肌肉與關節，或是練習從站到蹲如何平衡、再從蹲到站，這種上下蹲站的動作。即便平常沒時間做完大拜式，做做暖身動作的幫助也很大。我們必須建立的觀念是，身體不是調整一次就好，而是需要不斷地調整；其實不止是身體，心靈也同樣需要調整。只要持續注意觀察、調整自己，培養起專注力與念力，身心靈各方面的好處都會陸續顯現出來。

暖身運動：第一組

〔暖身運動〕左右踮腳

◎呼吸速度：慢 》

　　第一組的暖身，是從腳踝開始往上的細部活動，逐步由下往上調整全身的關節、骨架，包括了五個動作如下：

【❶左右踮腳】

原地小踏步，左右腳輪流踮起腳趾再放下。從腳趾、足弓、腳踝先動，刺激末梢神經，可改善血液循環。

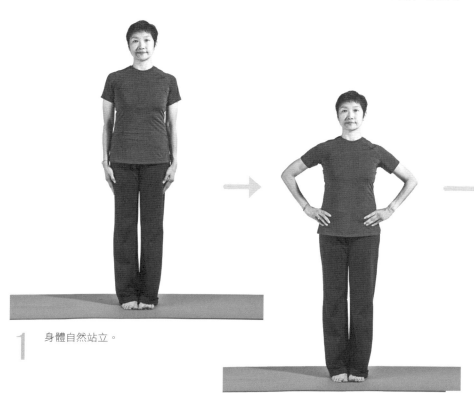

1 身體自然站立。

2 手扶髖部。

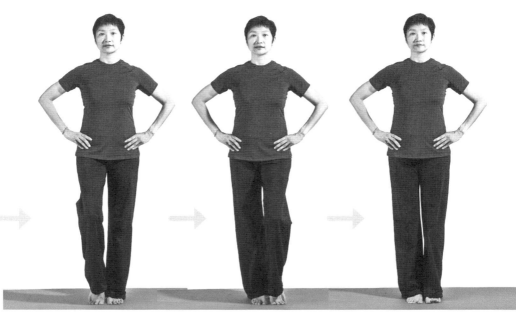

3 原地小踏步，左右腳輪流踮起腳趾再放下。

TIPS 從腳趾、足弓、腳踝先動，刺激末梢神經，可改善血液循環。

暖身運動：第一組

【❷ 屈膝抬腿】

身體挺直，肩膀放鬆，手肘與手臂成 90 度，手掌向下平放，抬起大腿，以大腿去碰觸手掌心。運動到下肢，可加強大腿肌力，放鬆脊椎與骨盆。

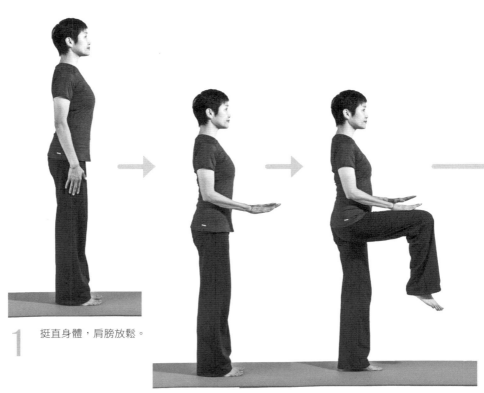

1 挺直身體，肩膀放鬆。

2 手肘與手臂成 90 度，手掌向下平放。

3 抬起大腿，以大腿去碰觸手掌心。

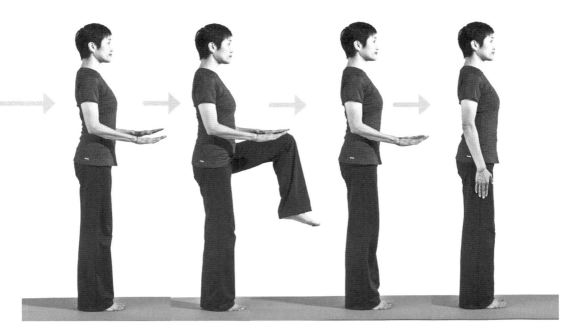

TIPS 運動到下肢，可加強大腿肌力，放鬆脊椎與骨盆。

暖身運動：第一組

【❸ 坐椅式】

身體挺直，脊椎延伸往後，屈膝半蹲，膝蓋不超過腳趾尖。
這是進入大拜式地板動作的一個過門動作，可調整骨盆，
加強柔軟度，避免直腿前彎壓迫脊椎或撞擊膝蓋；這裡的
小撇步是把腳趾頭翹起來，使重量不致落在膝蓋上。

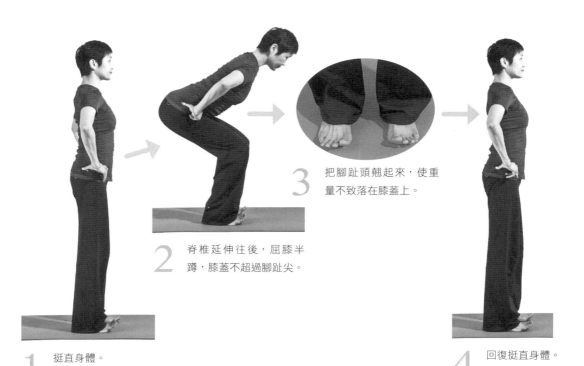

1 挺直身體。

2 脊椎延伸往後，屈膝半蹲，膝蓋不超過腳趾尖。

3 把腳趾頭翹起來，使重量不致落在膝蓋上。

4 回復挺直身體。

TIPS 這是進入大拜式地板動作的一個過門動作，可調整骨盆，加強柔軟度，避免直腿前彎壓迫脊椎或撞擊膝蓋。

雙手舉起，打開至肩膀兩側，宛如 90 度的投降姿勢，可伸展肩膀，調整肩關節。

【 ❹ 開山式 】

〔暖身運動〕開山式

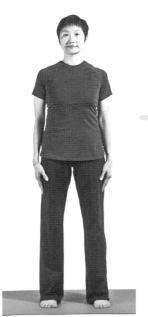 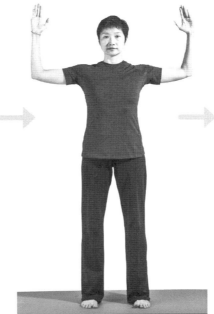 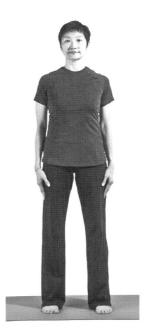

1　身體自然站立，兩腳打開與肩同寬。

2　雙手舉起，打開至肩膀兩側，宛如 90 度的投降姿勢。

3　將手放下，回復身體自然站立。

TIPS　可伸展肩膀，調整肩關節。

暖身運動：第一組

〔暖身運動〕托天式

【❺托天式】

是八段錦中的「托天理三焦」一式。吸氣，兩手掌心向上，舉至胸口時翻掌，繼續高舉過頭。手掌心向上托，指尖相對，頭往後仰，眼看手背；呼氣，兩臂慢慢放下還原。可伸展脊椎與胸廓。

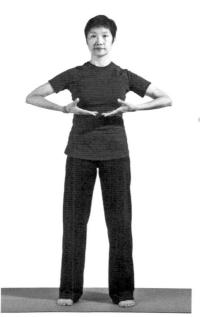

1 吸氣，兩手掌心向上。

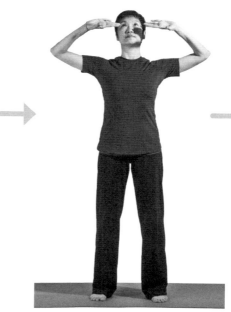

2 舉至胸口時翻掌，繼續高舉過頭。手掌心向上托，指尖相對。

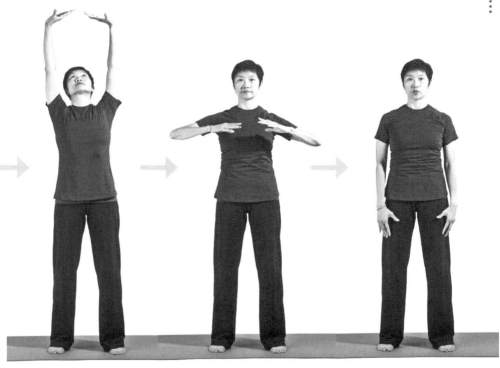

4 頭往後仰，眼看手背。

5 呼氣，兩臂慢慢放下。

6 還原姿勢。

TIPS 是八段錦中的「托天理三焦」一式。可伸展脊椎與胸廓。

151

氣功運動：香功

◎呼吸速度：中 》》

　　香功是最易入門的氣功之一，源自佛教禪宗、密宗，相傳是一千多年前由一位高僧所創，而藏傳佛教祖師爺蓮花生大師、玄奘法師、濟公活佛，均屬一代傳人。香功功法簡單、易學易練，深具保健強身的功效。相對於其他暖身動作是由外而內的調整肌肉關節，香功則是由內而外的培養氣血能量，可以幫我們養氣、導氣；我們平常所從事的各類運動形態，較少包括氣功類的運動，但因進行大拜式的過程中，有機會伸展到全身的經絡，做了香功之後再做大拜式，有促進氣血循環、提升能量的加分作用，這也是我們把香功安排於暖身運動之中的用意。

　　氣功對人體的精、氣、神是一種很好的保養，使人不易疲勞，亦可增強免疫力，尤其是對年紀較長及容易氣血不足的女性來說，氣血與能量日漸衰竭，氣功正有助於這兩者的提升。而除了肌耐力、柔軟度、心肺功能等，氣血與能量的培養，也正是我們做大拜式的重點之一；相對於許多必須消耗氣力的運動形態，同時也在消耗身體的能量，當我們持續做大拜式之後，可以感受到自己的能量正在不斷往上提升。

　　所以說，我們在暖身時搭配香功，可讓大拜式產生事半功倍的效果。那麼在做香功時，手部的動作若可搭配雙腳的「站樁」，也同樣可產生事半功倍的加成效果。如何做好「站樁」？先吸氣，

舉起雙手往上提，下半身再往下坐，膝蓋不超過腳趾尖，收尾椎，不翹臀，腳踩穩，髖關節與膝蓋放輕鬆不鎖死；站定時，大腿內外側的力量平均，膝蓋不要打直，避免壓力直接落在膝蓋上。站樁練得好，可以把氣血導引到下肢，並訓練核心的力量，如果可以站得正確，光是站個十五分鐘，就會滿身大汗呢！

接下來，香功進行的順序如下：

❶ **空掌拍肺：**先以空掌拍打肺部，右手拍左肺，左手拍右肺，各拍三十六至五十四下。拍打可震盪肺部，所以許多人剛開始拍時都會咳嗽，可把體內濁氣及積壓在肺部深處的痰液往外排出，有助於心肺循環。

❷ **排濁氣：**雙腳站立與肩同寬，雙手上舉置於頭頂離頭約十公分處，手心向下，十指指尖相對（相距約十公分），順時針轉二十圈後，雙手自身體前方垂下；彎腰手指觸地，口念「病氣、毒氣、濁氣下降，入地三尺」，約停留六秒鐘，彈彈指尖；起身重複動作，連續三回。排濁氣的目的，是在正式進行香功前先行淨化我們的身體。

❸ **預備式：** 全身自然放鬆，面帶笑容，雙手手心相對，約距二十公分，在胸前開合十下。

❹ **香功十五式：** 依序進行香功的十五個動作：金龍擺尾、玉鳳點頭、八字飄香、雙手撫琴、缽魚雙分、風擺荷葉、左轉乾坤、右轉乾坤、搖櫓渡海、法輪常轉、達摩盪舟、雙風灌耳、金光耀眼、交叉擺掌、雙手合十；個別動作可參考隨本書附贈的影音光碟，在此不多加贅述。每一式分別做三十六至五十四下，或維持一分鐘時間。

　　倘若單做香功，最後還需收功調息、收攝能量；不過，因我們將香功做為大拜式的暖身運動，故在最後進行完大拜式再行收功即可。透過香功培養起能量、調整好姿勢，接下來在做大拜式時，就可把全身的能量輸送進經絡穴道及五臟六腑之中，強化大拜式的功效。

暖身運動：第二組

◎呼吸速度：漸快 》》》

　　第二組的暖身是以脊椎的動線來調整身體的部位，所以動作設計有脊椎的伸展、骨盆的伸展及身體前後左右側邊的伸展與扭轉；在身體上下動作時，即可帶入呼吸，起身吸氣，向下吐氣。這裡包括了四個動作如下：

【❶ 山式蹲坐】

是結合山式與第一組暖身動作中的坐椅式。雙手左右張開至頭頂上方合掌，往下徐降至胸前時，軀幹挺直，往後蹲坐，做出屈膝半蹲的坐椅式。可調整骨盆、伸展脊椎，並加強核心的力量。

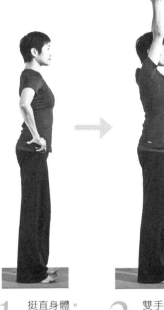

1 挺直身體。

2 雙手左右張開至頭頂上方合掌。

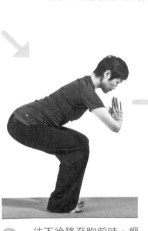

3 往下徐降至胸前時，軀幹挺直，往後蹲坐，做出屈膝半蹲的坐椅式。

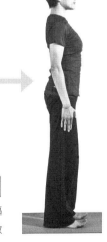

4 回復挺直身體。

TIPS 結合山式與第一組暖身動作中的坐椅式。可調整骨盆、伸展脊椎，並加強核心的力量。

暖身運動：第二組

【❷前彎後仰】

前彎往下，雙手沿著小腿、大腿後側上來，扶住後腰，身體往後仰。可伸展到整條脊椎，讓脊椎前、後、上、下都運動到。

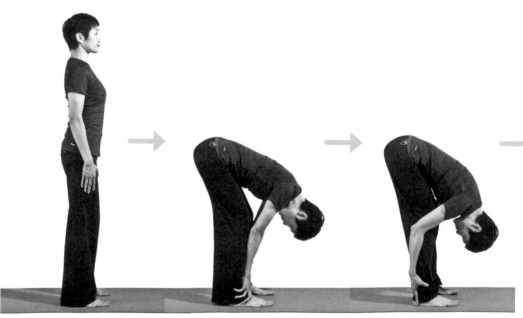

1　挺直身體。

2　前彎往下。

3　雙手沿著小腿、大腿後側上來。

4 扶住後腰。

5 身體往後仰。

6 回復挺直身體。

TIPS 可伸展到整條脊椎，讓脊椎前、後、上、下都運動到。

暖身運動：第二組

【❸ 側邊伸展】

一手置於胸前，另一手高舉過頭頂伸展；相同動作換邊進行。可延展脊椎，並伸展到整個身體側邊從上到下的肌肉與經絡。

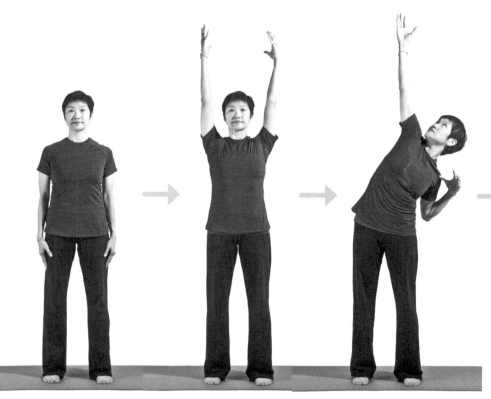

1　身體自然站立，兩腳打開與肩同寬。

2　雙手高舉過頭。

3　一手置於胸前，另一手高舉過頭頂伸展。

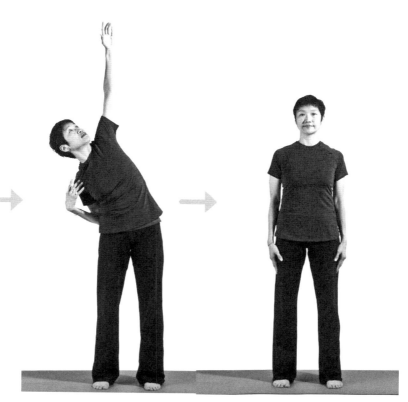

4 相同動作換邊進行。

5 回復身體自然站立。

TIPS 可延展脊椎,並伸展到整個身體側邊從上到下的肌肉與經絡。

暖身運動：第二組

【❹左右扭轉】

右手置於左肩，左手往後貼住下背脊椎位置，指尖朝下，身體往右扭轉；相同動作換邊進行。可活動側邊肌肉及脊椎，加強核心的穩定性。

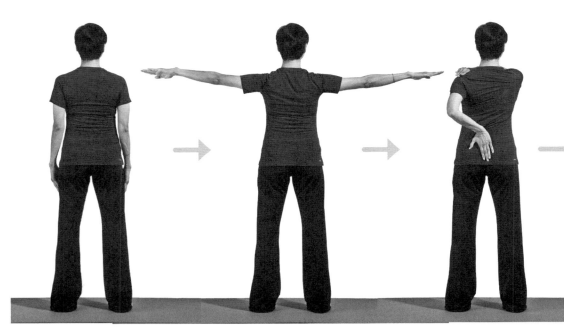

1　身體自然站立，兩腳打開與肩同寬。

2　雙手平舉伸展、與肩同高。

3　右手置於左肩，左手往後貼住下背脊椎位置，指尖朝下。

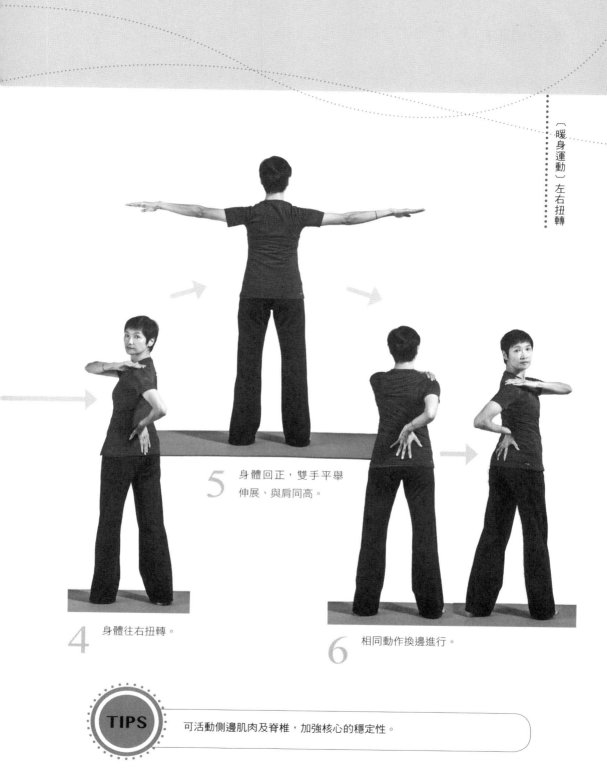

5 身體回正，雙手平舉
伸展、與肩同高。

4 身體往右扭轉。

6 相同動作換邊進行。

TIPS 可活動側邊肌肉及脊椎，加強核心的穩定性。

大拜式──
正式進入 108 拜

　　在正式進入 108 拜之前，有兩個重點是我們務必先了解的：第一，是手的位置；第二，是拜的姿勢。雙手合十頂禮時，我們可順序將雙手置放於眉尖、喉尖、心尖，代表著對應眉心輪、喉輪、心輪，同時分別口誦「嗡」、「啊」、「吽」。而在進行禮拜時，則可視個人身體狀況及可負荷之能力範圍，選擇用短拜、祈禱式、替代式或完整的大拜式來進行。

　　切記，一開始做時毋須勉強或逞強，能做到幾拜就做幾拜，只要動作可以做得確實無誤，就能夠逐步提升身體的柔軟度與肌耐力，也不會有任何的運動傷害；假以時日持續地練習，能夠做到的次數必然會逐日增加，朝 108 拜的目標邁進。

手的位置對應脈輪──
嗡 ‧ 啊 ‧ 吽

　　做大拜式是一種身心淨化的過程，我們不但可以用正確的動作培養恭敬心，更可以口誦「嗡啊吽」來淨化自己的身口意，並觀想三十五佛，向一切圓滿的佛陀學習智慧與慈悲，改善自己的生命。

所以，當我們雙手合十開始禮拜時，用手印去碰觸四個脈輪
——頂輪、眉心輪、喉輪、心輪——的動作，隱藏的含意是我們將
來成佛後，會修到跟佛陀一樣的三十二相、八十隨形好，這些都
是重要的佛之功德；而在禮拜的時間極為有限的情況下，起碼也
要碰觸到眉心輪、喉輪、心輪這三個脈輪，也就是眉尖、喉尖、
心尖的位置（頂輪則是在頂門），並以誦念「嗡」來對應眉心輪、
「啊」來對應喉輪、「吽」來對應心輪。

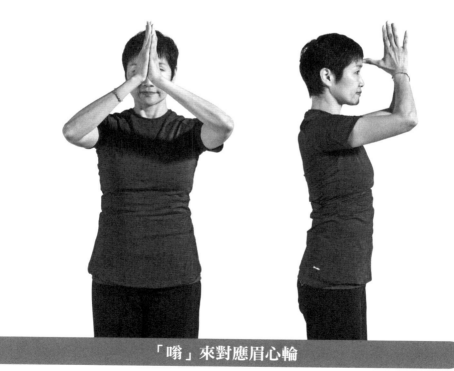

「嗡」來對應眉心輪

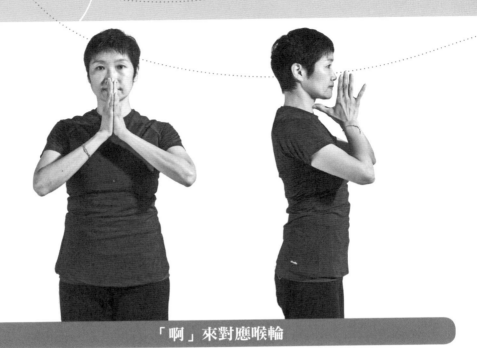

「啊」來對應喉輪

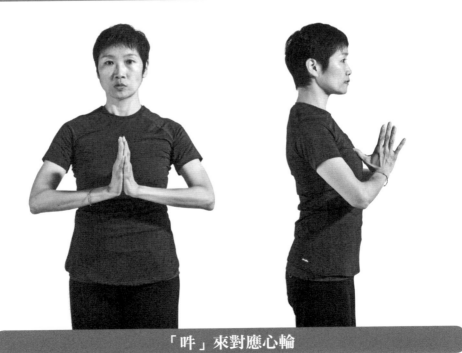

「吽」來對應心輪

「嗡啊吽」其實是一種供養之意，意即藏傳佛教中的「供曼達」。好比說，我們在供佛時供上一朵鮮花，再誦念「嗡啊吽」，就是把我們所供養之物——一朵鮮花——化為無量無邊之多，不僅可以供佛，還可以供養四方的法界眾生。分別來說，「嗡」意指文殊師利菩薩，「啊」意指觀世音菩薩，「吽」意指金剛手菩薩，也代表著佛陀的「身語意」之功德；又因為嗡啊吽亦有潔淨之意，搭配脈輪，即意謂著身口意的淨化，可淨化、震動我們的氣脈，幫助我們提升能量、強化體質。

透過大拜式來禮拜三十五佛，即可把我們的禮敬——包括身體上的禮拜與意念上的恭敬——用來供養佛菩薩，得到佛菩薩的加持，訓練自己做好事（以「身」禮敬）、說好話（以「語」禮敬）、存好心（以「意」禮敬），讓我們的「身、口、意」三門同時共造善業，自然會改善我們與他人的生命。

拜的姿勢自行選擇——
短拜 · 祈禱式 · 替代式 · 大拜式

大拜式的動作，基本上就是站、蹲、跪、趴，對一般身體健康、年輕力壯、沒有運動傷害或經常運動的人來說，或許並不困難；但是對身體某些特定部位曾經受傷、沒有運動習慣或較為年長的

人來說，可能對身體的負荷會比較大。因此，建議你可以根據自己的身體狀況及能力範圍，選擇採用短拜、祈禱式、替代式或大拜式來進行 108 拜；或是以進階式的練習方法，循序漸進地逐步增強自己的體能，從短拜開始，再慢慢進階到祈禱式、替代式，最後到完整的大拜式。

　　我們把這幾個方式的動作粗略地分解如下，其間的差別即可一目瞭然：

短拜

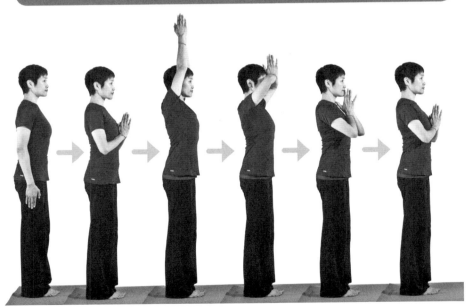

1 山式　　**2** 雙手合掌，向上伸直　　**3** 口誦嗡啊吽

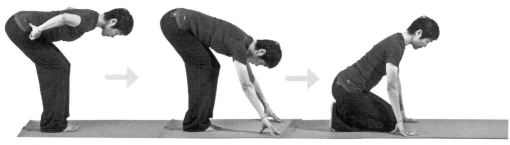

4　屈膝手觸地　　　　　　　　　5　膝蓋觸地

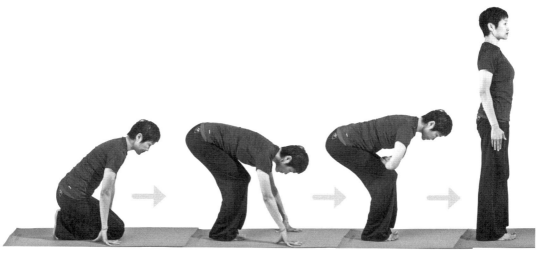

6　雙手收回，撐地　　　　　　　7　手扶腿起身

祈禱式

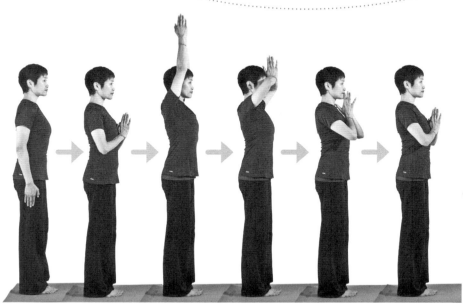

1 山式　　2 雙手合掌，向上伸直　　3 口誦嗡啊吽

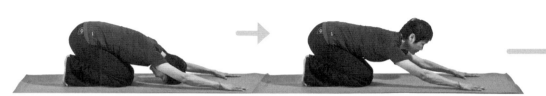

6 俯身，雙手前伸，額頭觸地　　　7 抬頭

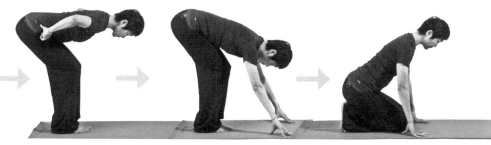

4 屈膝手觸地

5 膝蓋觸地

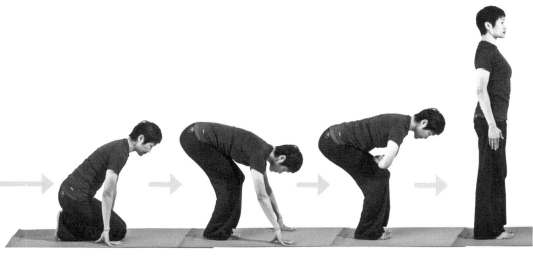

8 雙手收回，撐地

9 手扶腿起身

大拜式

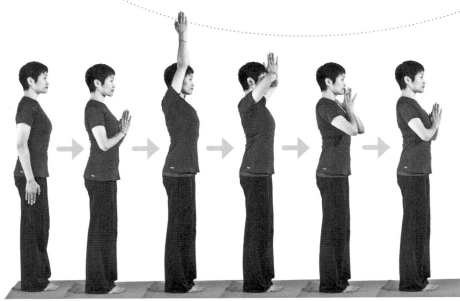

1 山式　　2 雙手合掌，向上伸直　　3 口誦嗡啊吽

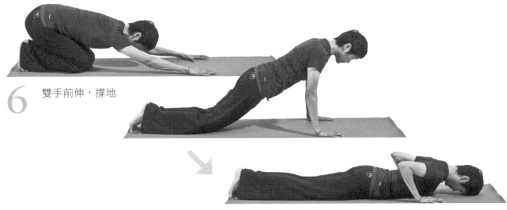

6 雙手前伸，撐地

7 身體趴下，額頭觸地

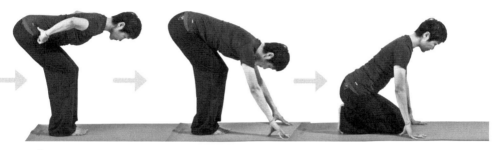

4 屈膝手觸地   5 膝蓋觸地

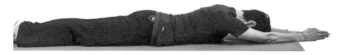

8 全身伸直併腿、雙手前伸合掌做大禮拜

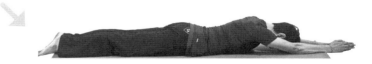

大拜式

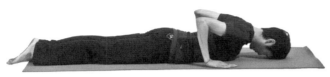

9 雙手退回，撐地

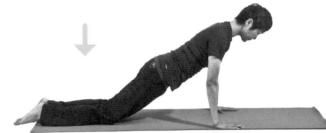

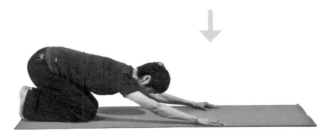

10 雙手收回，撐地

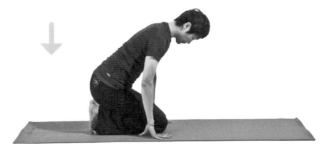

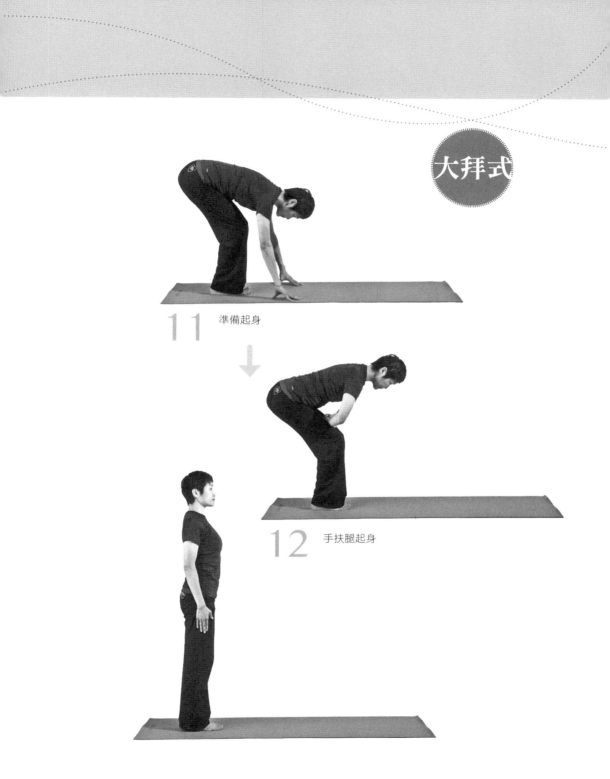

大拜式

11 準備起身

12 手扶腿起身

替代式

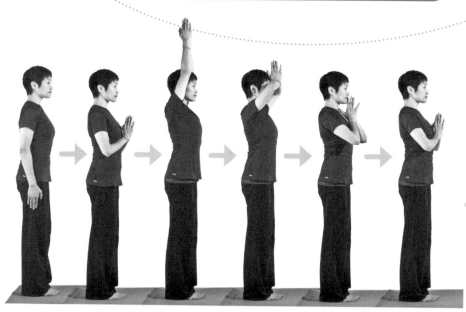

1 山式   2 雙手合掌,向上伸直   3 口誦嗡啊吽

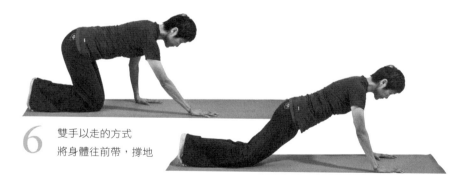

6 雙手以走的方式
將身體往前帶,撐地

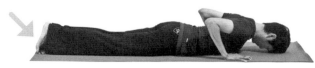

7 身體趴下,額頭觸地

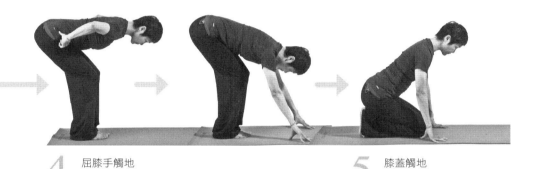

4 屈膝手觸地

5 膝蓋觸地

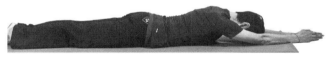

8 全身伸直併腿、雙手前伸合掌做大禮拜

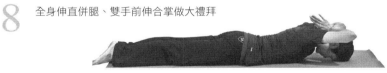

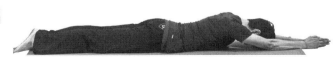

（ 8 之後請續接下頁動作）

替代式

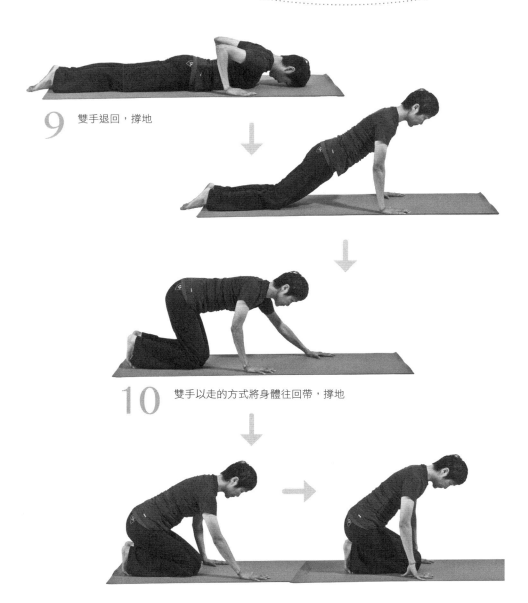

9 雙手退回，撐地

10 雙手以走的方式將身體往回帶，撐地

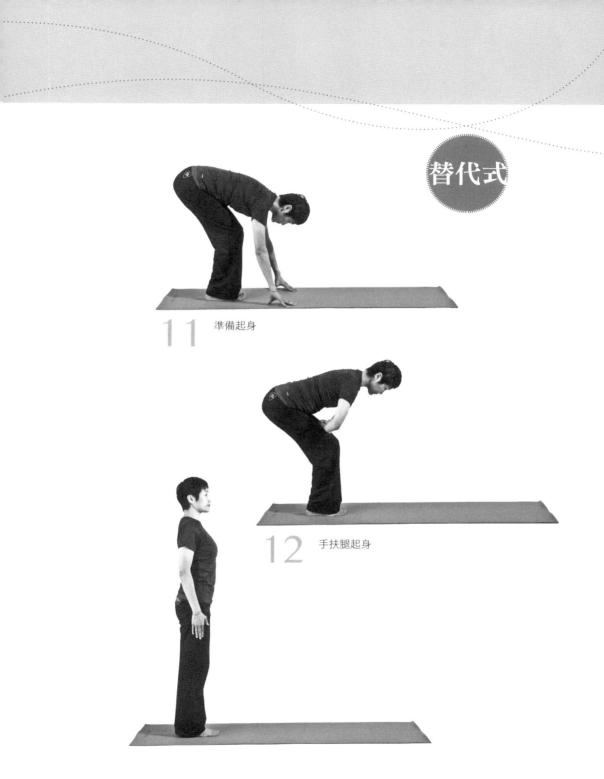

11 準備起身

12 手扶腿起身

　　從上面的分解動作即可看出，短拜與祈禱式都是大拜式的一個過程，而替代式則是雙手以較緩慢「走」的方式來進行大拜式。短拜與祈禱式只從站到蹲、跪，力道比較輕柔，但仍可有效伸展肌肉與關節，算是一種小禮拜的方式；大拜式則是長拜，是一種大禮拜的方式，必須用到全身性的力量，包括肩膀、手臂、胸部、腹背等，除可伸展全身的肌肉關節，還可鍛鍊肌耐力；而替代式，其實就是速度減緩，力量減半的大拜式。

　　短拜適用於剛開始運動的初學者，筋骨非常僵硬、體力或肌力不夠的人，或是身體有某些部位受傷的人，比方說手腕、肩膀、腰椎受傷，使不上力。長拜對這些人來說，做起來可能會太累或太複雜，無法短時間內把動作做正確或到位；事實上，他們的運動重點應該放在從站姿到蹲、跪姿的練習，以及如何把關節放在正確的位置上運動，才不會有運動傷害，並且讓身體慢慢適應運動的強度。

　　當初宗喀巴大師在禮佛時，或許是因為當地氣候非常嚴寒，又或者大師也上了年紀，據說他做的就是短拜，而非長拜。所以，長拜也好，短拜也好，主要是視自己的身體狀況來決定。我曾經遇到一位斷過腿的同學，復原之後沒辦法做跪的動作，我就教這位同學從站到前彎，雙手一步一步往前走到趴下，再一步一步退回，起身站起來；不求速度，不求數量，慢慢把每個動作做確實；於是這位同學從 36 拜開始練習，後來告訴我，身體的關節靈活度

改善了很多。我覺得這位同學非常了不起，不放棄自己充分活動的機會，也不在意別人的速度，專心做自己的，這就對了。我們的進步，就是這樣一步步建立起來的。

　　做大拜式時要注意的是，拜下去之後，不要因為覺得累就趴在墊子上休息，而應該要盡可能迅速地站起來，因為趴這個動作意謂著輪迴，而做大拜式背後的意涵，就是希望能夠藉由禮拜，快速地跳脫輪迴；所以我們如果想休息，應該要在起身之後再行休息，拜下去時，則必須在最短的時間內站起來，趴著休息是一種不敬亦不利的行為。同時，以運動生理學的觀點來看，趴下去的時間也不宜太久，否則站起來時容易頭暈。因為瑜伽中的祈禱式是一種休息、舒展的姿勢，我們通常會在這個姿勢停留較久的時間；但是在大拜式中的祈禱式與短拜則否，因為趴時血液會跑到身體其他部位，停留太久又突然站起來，血液還來不及流回心臟，所以可能會有頭昏的現象產生。

大拜式分解動作——
三輪 108 拜循序漸進

　　做大拜式時，雙手的動作可選擇兩種方式來進行，一種是雙手從身體兩旁往上舉（類似向上畫圓的方式）至頭頂上方合掌；一種是直接往上伸直至頭頂上方合掌；兩者皆為山式，前者可幫

助胸肋上提，促進肺部的呼吸循環，活動肩關節，增進靈活度；後者可充分伸展脊椎和全身的筋骨、經絡，促進氣血循環。兩種方式各有其好處，可自行選擇習慣的方式；我的建議是不妨在第一輪時先採取雙手從身體兩側上舉的方式，第二、三輪則採取雙手直接往上伸直的方式，這樣兩種好處都可以兼得。

　　大拜式的動作倘若可以做得正確，就會讓我們生起恭敬心，對身心都有很大的幫助。因此，我們在此將大拜式的一個完整連續動作，亦即從站姿、蹲姿、跪姿、趴姿再回復到站姿，詳細分解說明如下：

❶ **起式**：抬頭挺胸，雙手合掌，雙腿併攏，亦即預備式。

❷ **山式**：雙手舉至頭頂上方合十。伸展脊椎、四肢，以及全身的肌肉、關節、神經、血管、筋絡等，可修復脊椎側彎、彎腰駝背的毛病。

❸ **屈膝前彎**：是一個從站到蹲跪的過門動作。屈膝動作可保護脊椎，前彎動作則可訓練到下背部的柔軟度。

❹ **雙手觸地**：手觸地會用到腹部的力量，產生宛如仰臥起坐的捲腹效果。

❺ **蹲跪**：從蹲姿到跪姿。雙手扶地的蹲姿，可訓練腿部的肌力；雙手扶地再輕放膝蓋跪下，則可保護膝蓋，也有輕柔按摩膝蓋的作用。

❻ **祈禱式**：雙手前伸，因要繼續動作，故在此額頭不觸地。

❼ 伏地挺身：是一個從跪到趴的過門動作，雙手撐起，將上半身提起往前帶的俯臥撐。可訓練四肢及核心的肌力。

❽ 平台棒式：這裡要特別強調的是，趴下去再起來，倘若是以伏地挺身的方式進行，亦即伏地挺身、手彎趴下，再伏地挺身、手撐上來，上來後將上半身提起、直接往後退，這樣的方式稱為「平台下降」與「平台上升」，可訓練到四肢及核心的肌力。

❾ 俯臥山式：額頭著地，五體投地，雙手向前伸直合掌，雙腿併攏；與站立的山式同，只是以俯臥姿的方式進行，一樣有伸展全身的效果。

❿ 大禮拜：雙手合十，帶到頭的後側做禮拜。可訓練肩關節的柔軟度。完成大禮拜，再以下列相同動作回復到站姿，怎麼去怎麼回。

⓫ 俯臥山式：同 ❾。

⓬ 平台棒式：同 ❽。

⓭ 伏地挺身：同 ❼，這次是從趴到跪的過門動作，雙手撐起，將上半身提起往後退的俯臥撐。

⓮ 祈禱式：同 ❻。

⓯ 跪蹲：同 ❺，這次是從跪姿到蹲姿。

⓰ 雙手觸地：同 ❹。

⓱ 屈膝前彎：同 ❸，這次是從蹲跪到站的過門動作。起身時手扶大腿，可減輕膝蓋壓力並保護脊椎。

⓲ 起式：同 ❶，回復到預備式，準備進行下一拜。

大拜式分解動作 ❶ ～ ❿

大禮拜 **10**

（ **10** 之後請續接下頁動作）

俯臥山式 **9**

平台棒式 **8**

伏地挺身 **7**

祈禱式 **6**

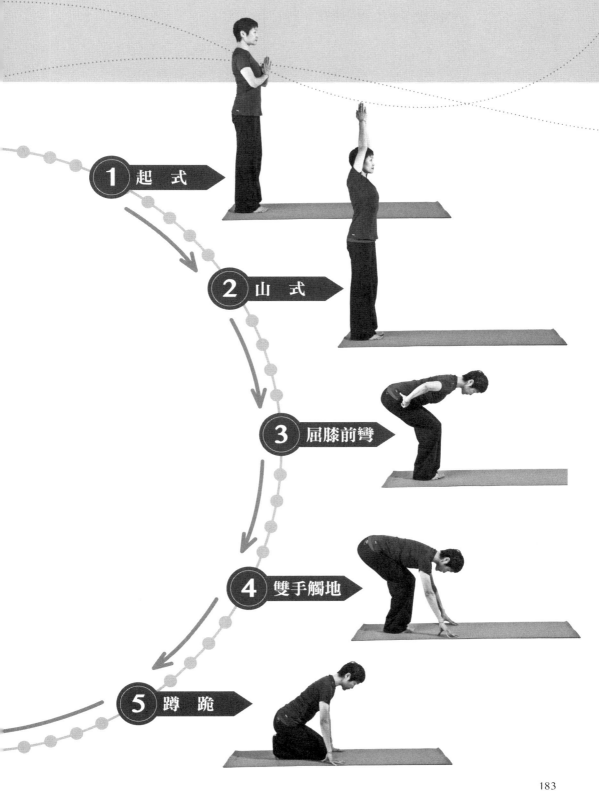

1 起　式

2 山　式

3 屈膝前彎

4 雙手觸地

5 蹲　跪

大拜式分解動作 ⑪ ～ ⑱

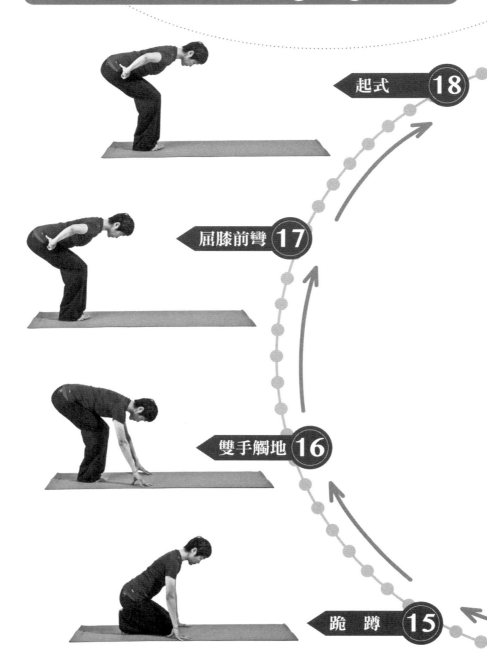

起式 **⑱**

屈膝前彎 **⑰**

雙手觸地 **⑯**

跪蹲 **⑮**

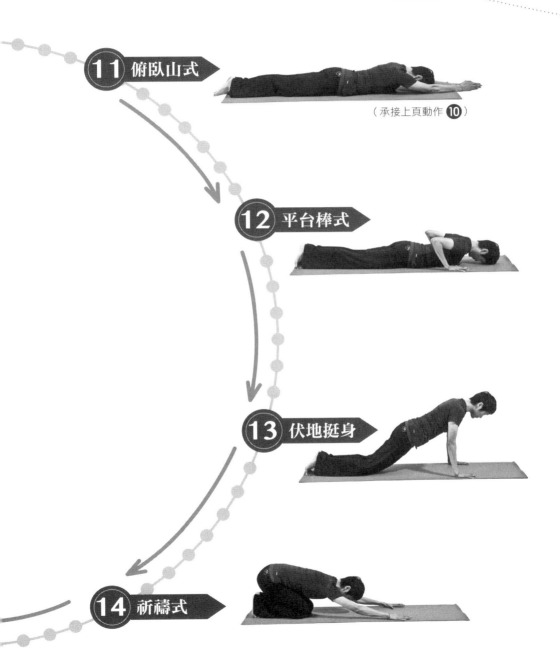

11 俯臥山式

（承接上頁動作 ❿）

12 平台棒式

13 伏地挺身

14 祈禱式

　　由上可知，大拜式是一種全面性的均衡訓練，可以同時訓練到全身多處的關節與肌肉。做一次大拜式，就等於做了兩次伸展脊椎的山式、兩次收腹部的仰臥起坐、一次可鍛鍊胸部與上肢的伏地挺身，以及兩次可強化腿部與下肢的蹲坐。

　　但我們在獲得這些運動好處的同時，也要注意避免運動傷害，所以有幾個必須把握的動作要領，包括手撐地時，手指部分以食指和虎口固定（圖一），肘關節不鎖死，不能單用手腕的力量支撐（圖二）；站立時，膝關節不鎖死，踮腳取得平衡時，腳踝不能外翻；這些要點都要加以注意。

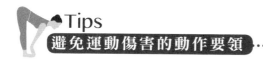

Tips
避免運動傷害的動作要領

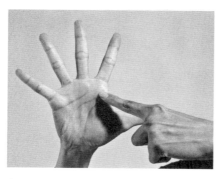
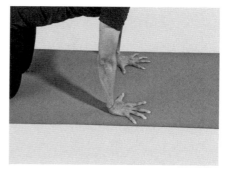

（圖一）手指部分以食指和虎口固定。　　（圖二）肘關節不鎖死，不能單用手腕的力量支撐。

在做大拜式時，藉由持續的動作不斷按摩內臟與脊椎、伸展經絡，不僅可達到深層的淨化，還會幫助我們把氣血提升起來，同時，四肢的末梢神經也持續地在接受刺激與活絡，所以血液會在全身持續循環。如果拜到後來有點頭昏或身體不太舒服，一則可能是體力不夠或呼吸尚未調整好，二則可能是血液循環還無法配合不斷站、蹲、趴循環的動作，超過身體的負荷，這時可以先停下來休息，緩和一下，視體力是否可以負擔再繼續進行。

那麼，我們把大拜式分成三輪、一輪 36 拜的方式來進行，主要是希望透過持續的練習，慢慢培養起體能，在整個過程當中提升能量、淨化身心，讓身體可以排毒、情緒可以釋放壓力。因此，我們在第一輪可以先調整呼吸、打開身體、熟悉動作，找到呼吸與動作節奏的協調性與流暢度，把注意力集中於每一拜，不疾不徐地把細部動作做到位，接下來的第二、三輪就可以很順利地進入狀況。

以練習的主題來說，我們在第一輪時應抱持著「歡喜心」，先練習正確動作、呼吸調息，調整自己的身體，認識拜三十五佛令人心生歡喜。第二輪時抱持著「恭敬心」，了解為什麼要拜佛及認識三十五佛，知道拜佛就是學習佛陀的慈悲與智慧，在拜的過程中把恭敬的心意帶進去，動作做得恭敬，就符合了禮敬的精神。第三輪時則抱持著「懺悔心」，認識因果與懺悔的概念；一

方面了解佛陀是一切圓滿的「果」，想要得到像佛陀這樣好的果，就必須學習好的「因」，若是現在的果不盡理想，必然是過去所造的因不好，藉由拜三十五佛誠心懺悔，就可淨化我們的業果，有機會改變過去的錯誤所造成的惡業，也有機會看到未來因懺悔而呈現出來的善業。簡言之，108 大拜式就是為我們種下一個好的因，讓我們的身體變健康、心情變平靜，這就是好的果，不但能改善自己的生命，還有餘力去幫助別人，改善他們的生命。

口誦佛號好處多——
訓練換氣 · 培養念力 · 淨罪集資

我們在進行大拜式時，一邊做動作，一邊口誦三十五佛的佛號，對身心有著各種助益。首先，以運動生理學的觀點來看，這麼做等於是一邊運動、一邊規律的吸吐換氣，腹部必須用力地收縮，不僅對核心的訓練極有幫助，也同時加強了心肺功能。

再者，念佛號是培養良善念力的一種方式；在《生命的答案，水知道》（如何出版社，二〇〇二年出版）一書中，作者江本勝突發奇想，讓水看字、聽音樂，結果水看到「愛與感謝」，呈現瑰麗完美的六角形結晶；而看到「混蛋」，竟呈現扭曲醜陋的結

晶形狀；聽到貝多芬的水結晶光輝燦爛，聽到重金屬的水結晶竟凌亂毀損。他的實驗證明了心念的重要性，連水這種我們認為沒有生命的事物，都可以反映出心念的威力，更何況我們人體中有百分之七十都是水分，持續念佛號，加強良善的念力，就如同大悲水一樣，可以受到佛菩薩的加持，體內受傷的細胞──不管是身體或心靈──也會得到修復。

同時，禮拜三十五佛，從南無釋迦摩尼佛開始，到南無寶蓮華善住娑羅樹王佛結束，每尊佛都有各自不同的功德，可以讓我們從各種不同的貪、嗔、癡之果報與罪業中解脫，有清淨罪業、聚集法財資糧，亦即淨罪集資的功德。可見邊做大拜式邊誦念佛號，不但一舉數得，功德無量。

收功畫下圓滿句點──
收攝能量 ‧ 懺悔回向

完成 108 拜之後，我們最後要做的就是收功、懺悔、回向這三件事，才能說是畫下一個圓滿的句點。

收功的用意，主要是把剛剛做完大拜式所培養的能量收攝起來。進行收功時，會先引導學生做「平衡式」：呈山式站姿，合

掌的雙手從頭頂往下來到胸前，先抬起一腿，吸氣時提膝伸直，
吐氣時收回放下，再換另一腿做，左右約各做三次。這個動作，
一方面可以幫我們導氣調息、收攝能量，一方面可以訓練平衡感、
核心肌群及大腿的股四頭肌，尤其對膝蓋有問題的人，是很好的
訓練。如果你前面的大拜式動作做得正確而到位，那麼在做平衡
式時，會發現你做的山式和之前做的山式，感覺完全不一樣，因
為這時你的身體可以完全打開、筋絡也可以拉開來充分伸展。這
個動作放在最後的用意，一是為了讓我們可以在很短的時間內調
整好呼吸，二是可以測試我們在做完大拜式後，平衡有沒有進步。

　　做完平衡式之後，接著做「大圓滿式」：呈跪姿或盤腿坐姿，
雙手從身體兩側往上舉時吸氣，再從身體前方緩緩放下，氣沉丹
田時吐氣；右手置於左手上，雙手置於丹田前調息，將剛剛培養
起來的能量與意念收攝回丹田，和緩收功。

　　接下來，我們即可進行懺悔與回向，亦即誦念懺悔偈，「我
昔所造諸惡業，皆由無始貪瞋癡，從身語意之所生，一切我今皆
懺悔。」以及回向偈，「願此殊勝功德，回向法界有情，盡除一
切罪障，共成無上菩提；也願此殊勝功德，回向給家親同學以及
一切眷屬，業障病障皆消除，身心得安康，福德圓滿，智慧圓滿，
一切吉祥。」

就如我們上述說到「淨罪集資」的功德，懺悔的目的就是淨業，而回向的目的即為集資；一方面懺悔前業、懺除我們的業病障，一方面創造正因、集合我們所造善業的無形法財。這也是我們做大拜式的深刻內涵，同時可達成淨業與集資兩個目的；因為學佛的目的就是利己利他，如果我們自己的業果沒有解決，就無法改善自己的生命，也無法去幫助他人，所以「淨業」與「集資」兩者必須同時併行。

　　老一輩的人常說「要活就要動」，這個道理人人都懂，然而能夠身體力行的人卻很有限；首先，怎麼動？要知道，勞動並不等於運動，運動不當也會加速身體各部位與器官的衰退與老化，所以，學習正確的運動方法與觀念，是開始運動的首要之務。大部分的人總是覺得自己沒時間，殊不知我們將體能建立之後，充沛的能量才能幫助我們有效率地完成更多的事，讓我們更有時間去做別的事。

　　因此，想辦法先讓身體正確地運動起來，就是改善健康的第一步；而第二步，就要看你能夠持續多久了。我的解讀是，活多久就應該持續多久，因為一旦停滯下來，就表示之前所做的努力到此為止；停止不動之後，之前所創造的能力就開始衰退。持續性是最難維持的一件事，許多人做大拜式之後，往往因為暫時的

狀況改善了，就不再持續下去；殊不知，我們的現況就和人生一樣起伏不定、一樣無常，並不是一時得到緩解，以後就可以一勞永逸，還是必須持續不斷地努力精進。108 大拜式，正是一項可以讓你正確、持續進行的最佳身心靈全方位運動，從今天開始，讓我們一起動起來吧！

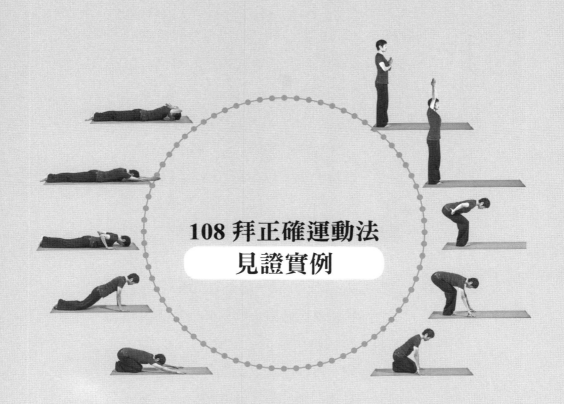

108拜正確運動法
見證實例

見證實例 1 王小姐｜42 歲｜印刷業業務

我和妹妹兩人一起做大拜式，去年至今已將近一年時間。剛開始是因為當時工作正好忙到一個段落，突然有個空檔可以稍微喘息，但是一鬆懈下來，就覺得渾身不對勁，這裡不舒服，那裡也不舒服，想說自己一定是運動不夠，於是開始去健身房跑跑步機、踩飛輪等；但是，做得愈多覺得愈累。後來去看了中醫，中醫告訴我，我平常的工作就已經在消耗體力了，去做的這些運動更是在消耗體力，變成一種體力上的透支，對身體並無幫助；於是，他建議我去做瑜伽。剛好妹妹也說想運動，可以陪我一起上瑜伽課。

於是，我們姊妹倆就開始觀察哪一堂瑜伽課最輕鬆。我和妹妹說，根據長久以來的偵察，108 大拜式這堂課就是一直重複，沒什麼激烈的動作，而且不用像別的瑜伽課要折骨頭；別的課全被我們打槍，因為覺得太難、太累，所以我們決定第一堂瑜伽課，就去上這堂「輕鬆」的 108 大拜式。沒想到，第一堂課我跟妹妹邊做邊面面相覷——怎麼會這麼累？到底還有幾拜啊？

上過第一次課後，我們本來覺得太累想放棄，後

來再去看中醫時談到有做大拜式，中醫師一聽，相當鼓勵我們繼續做，他說做大拜式全身十四條經絡都可以拉到，對身體有很大的幫助；後來想說既然中醫師都這麼推薦，就再去試試看好了。所以就繼續上了第二次、第三次……沒想到再多練幾次之後，就覺得不那麼累、那麼喘了，而且還有許多身心上的改變也隨之出現了。

我和妹妹在同一間公司，以前整天會這裡痛、那裡痛，精神體力都不好，往往早上不想去上班，到了中午就覺得好累，快虛脫了，苦苦等待下班時間的到來。所以我們最喜歡做的事，就是研究哪種痠痛貼布最好用、哪個醫生最好、哪個地方整脊比較厲害；沒想到練了大拜式之後，居然從此和痠痛貼布、整脊師說再見。

然後在身體方面，身形與體態有很大的改變。我體重不到五十公斤，以往都自信滿滿，覺得自己很瘦，大家也都說我好瘦，沒有人會說我胖；所以總認為自己已經瘦成這樣了，幹嘛還要運動？結果沒想到，我的體脂肪，居然高達百分之三十！這才發現自己的瘦是一種假象，其實腰腹全是油脂。持續做大拜式之後，小腹不見，腰圍也縮小，而且身上的肉不會因變瘦而

鬆垮，是健康地變結實，甚至姿勢體態也變端正了；練出肌力後才發現，原來自己也可以長出肌肉！當然最開心是，現在竟然可以穿上八年前的衣服了！

再來，就是體力明顯變好。這一點也是我在無意中發現的。話說我老公、小孩常常在度假時去住同一間飯店，飯店因為建築在高處，走下來要花一段時間；以前的我，光走這段路就要休息三次，今年再去時，發現自己居然可以一口氣走完，而且不會氣喘如牛，體力跟心肺功能都增強了。

妹妹以前也是弱雞一隻，連一圈四百公尺的操場都沒辦法跑完。做了大拜式之後，她也是無意中發現自己的體力變好；因為每年過年時，她的婆家有到廟裡拜拜的習慣，而且是從除夕就開始跑遍各大廟宇，一直持續到初一，等於整個大年夜都沒得睡；以前弱不禁風的她都會累到哀哀叫，可是今年過年的跨年跑廟行程就難不倒她了，徹夜未眠依舊神采奕奕。

不僅如此，我們倆連免疫力也明顯變好。以前在流感初期，兩個都是最先中標的那一群。妹妹常常一出去玩，隔天就感冒；甚至連在外面上個廁所，回來都可以染上腸胃炎。而我則是在生理期前很容易感冒。做了大拜式之後，這些症狀都改善了。而且我們發現，

特別是在流感的高峰期，在大拜式的課堂上幾乎聽不到學生感冒的咳嗽聲，但是當我們嘗試去上別的課，不管是什麼課，都會在課堂上聽到有人一直咳一直咳，咳到讓人心裡發毛，感覺自己也快被傳染了。

此外，妹妹結婚多年，始終沒有辦法順利受孕，但是上大拜式之後對她的身體幫助很大，強健了她的體質，竟然成功受孕！她說生完後，一定會馬上回來繼續上大拜式。

除了身體方面的改善，做大拜式對我們心理方面的影響也相當明顯。我的個性十分求好心切，所以比較容易焦慮緊張。去年接觸大拜式之前，有段時間，還因為胃食道逆流去看家醫科，醫生說，我應該是因為工作壓力大所產生的自律神經失調。後來開始練大拜式，剛好婆婆身體不舒服，一開始檢查不出什麼毛病，後來才檢查出是胰臟癌；所以那段時間，除了工作，還要請假帶她去看醫生、照顧她，十分煎熬與疲憊，更是身心上的一大考驗。但那段時間雖然疲累，但我還是堅持每個星期都要去做大拜式，因為我發現唯有如此，我的身心才能支撐下去而不崩潰。

大拜式鍛鍊的不僅是我們的身體，還有心靈。老師在課堂上對我們心靈上的開導、恭誦的佛號及懺悔

偈、回向偈，對原本家中就信奉佛教、也已經皈依的
我和妹妹來說，極為受用。所以每次上完課後，都會
覺得心情很平靜，感覺上整個星期雜亂的，都在這每
星期一次的課堂上被化解了，並得到紓解，帶來一整
個星期的平靜。

　　這一點對我們姊妹來說十分難能可貴，因為我和
妹妹的壞脾氣是有目共睹的；只要一發脾氣，家裡的
屋頂就快被掀了。以前，我一進公司就開始罵人，覺
得某件事沒有解決方法時，心裡會很糾結，而且很會
鑽牛角尖；但現在我不再那麼計較，保持順其自然的
心態。妹妹的改變也十分明顯，她本來是業務助理，
後來還接了會計工作，非常忙碌，尤其每到客戶的截
稿日，電話都接不完；若是以前，比方接了電話，又
剛好有快遞來，她就會摔電話、凶快遞，故意讓人家
等半天。現在卻會和顏悅色地和對方說：「我這邊處
理好就幫你弄喔！」脾氣變得很好，開始有同理心，
懂得給別人方便。而且上了大拜式之後，我們居然還
可以回過頭來開導媽媽，說出「我們覺得妳好像太執
著了」、「妳要多有正面的想法」、「妳的業障太重」
之類的言語，弄得她哭笑不得。

　　除此之外，我們發現自己的專注力和判斷力也變

強了。以前剛開始上課時都不專心，會東張西望去看別人，還會笑別人動作做錯或佛號念錯；但現在已經可以做到完全定下心來，只專注在自己的動作與心念。連帶在工作上，效率也提升了，變好又變快。這一點我有很深刻的感受，因我本身的工作是業務，以前如果同時有五件事情進來，就會生氣，手機、電話都不想接，會覺得煩不煩啊?! 等第五個人來找時，我就會發飆了。但現在，我可以把一件事情處理好，接著做下一件，一件一件來，很快就可以把事情全部處理好，也可以同時處理、解決好幾件事情。更神奇的是，老師在課堂上說，大拜式練久了，人際關係也會跟著改善，你會覺得身邊的人逐漸對你很好，並開始喜歡你；我發現這是真的，以前人家可能會給臭臉的事，現在都不會；這客戶明明才剛罵完人，怎麼可能轉過頭來卻對我和顏悅色?!

　　深深覺得，練大拜式帶給我和妹妹身心靈上的收穫良多。除了身體全方面的改善、培養出正確的運動習慣外，更難得的是，對我們的心理與思考方面都產生了非常正面的影響，讓我們的判斷力與決策力都提升了，是項十分值得推廣的運動；只能說，我們自己練過之後，感覺真是太棒了！

見證實例 2 **康小姐（Kay）｜48 歲｜健身中心企業集團教育培訓高階主管**

我畢業於國立體育學院體育系，原本是跆拳道選手，也曾在高中和大專院校從事體適能課程設計教學及活動企畫的授課，後來在健身中心工作到現在；我曾經外派中國大陸擔任健身中心總經理，目前則是擔任健身中心集團人才育成中心教育長及培訓部負責人，也兼任中國大陸健身中心的業務，一直從事著運動教育及健身這個領域的工作。前後加起來，已經有二十五年的時間了。

第一次接觸到大拜式是在兩年前，當時我是健身中心培訓部的負責人，Joyce 老師是健身中心的體適能老師，她被我們送去大陸培訓時，設計的芳療瑜伽課程中就導入了大拜式；我因為負責培訓，如果有老師想在課程中導入任何內容，都會先親身體驗再做決定，所以才會接觸到大拜式。也就從那時開始，我就持續不斷每天做，一直做到現在，已經將近兩年時間了。

之所以會一開始就全盤接受這項運動，是因為我發現做大拜式好處非常多，是一項全面性的訓練，也是全方位的運動。在身體方面，因為我十幾年來從講

師工作做到管理工作，幾乎整天都得站著，對脊椎的負擔很大，但做了大拜式之後，我發覺它對脊椎很有幫助，伸展動作可以加強柔軟度；再者，它的俯臥姿類似伏地挺身的訓練，而趴下再起身時，則是類似半下犬式的動作，又可以訓練到上肢的肌力，對肌肉的穩定度與核心肌群的訓練都有極佳的效果；此外，隨著年齡增長，我們的肌肉量會不斷流失，同時下半身比較容易囤積體脂肪，而做大拜式可以讓小腹變得緊實。透過大拜式，對自己身體的敏感度也提升了，我可以更清楚地知道自己身體的狀況與感覺如何，如果有哪裡不舒服，即可藉由大拜式的動作來加強該部位的伸展、調整呼吸吐納，讓自己得到療癒，也讓隔天的體力與精神更好。

由於我的工作形態必須到處跑，所以有大半時間都在當空中飛人，一個月可能要搭七、八趟的飛機，同時隨著工作量與繁雜事務的增加，難免會有壓力，情緒的穩定對我來說很重要。而做大拜式，有助於我控制自己的情緒，讓心情更平靜、思路更清明，會發現很多事情沒有什麼大不了，比較不容易動怒，也更知道如何去判斷、處理。

由於我自己是練武術出身，本來就有規律運動習

慣，所以接觸大拜式之後，一直保持著每天做 108 拜
的習慣，另外再搭配一些其他的核心肌力訓練、皮拉
提斯與動態伸展的動作。雖然常常在出差，我在飯店
仍持續地做大拜式；因為對我這種有運動習慣的人來
說，要一天不做，反而不習慣。一般人聽到 108 拜，
以為做完這麼多次會很累，其實我做完 108 拜並不會
感覺疲累，反而愈做愈有精神，身體感覺非常舒服，
疲勞都被解除了，全身冒汗的感覺很棒。而且出差的
時候做，還有一個好處：有時從甲地飛到乙地，兩地
的溫差可能高達二十度，在氣候很冷的地方做大拜式，
會讓全身都暖和起來，比較不會生病或不舒服。

　　我雖然沒有特定的宗教信仰，但因為喜歡西藏的
音樂，在做大拜式時會放唵嘛呢叭咪吽，亦即六字真
言的音樂，做動作時也會跟著念，心靈的感受很深刻。
我通常選擇在一天結束時做大拜式，覺得它是一種身
心能量的來源，在幫我自己充電。除了自己持續不間
斷地練習，我也會教家人和爸媽做大拜式，而我培訓
的老師們也都有接觸到大拜式，因為我覺得它是一項
很值得推廣、也很值得推薦的運動。

見證實例 3　傅小姐｜62歲｜大學退休教職員工

上　Joyce 老師大拜式的課已經一年了，目前只要時間允許，我一個星期會上到三次大拜式的課，如果沒有空的話，也會上至少一次；如果時間很充裕，我還會去上老師的太極瑜伽、陰陽瑜伽等課程。就連有段時間遇到先生心肌梗塞突發住院，當時要照顧先生十分忙碌，但即便如此，我還是堅持每星期要來上一次，因為我覺得，它對我的幫助真的很大。

其實，我一開始只有上 Joyce 老師的太極瑜伽、陰瑜伽等課程，後來老師開了 108 大拜式，我就問老師，我可不可以上這門課？當時我考慮到自己年紀大了，體能上各方面不知道能不能負荷？但是老師對我說沒有問題，於是我就去上了第一次的大拜式；因為老師連一個呼吸、一個吐氣都教得很仔細，做起來竟然不覺得累，感覺很舒服，也很喜歡。

做了大拜式之後，覺得身體整個變輕鬆，走路不會累，爬樓梯也不會喘，精神、體力、心肺功能、氣血循環都有變好；而且我原本筋骨比較僵硬，蹲不下去，連做瑜伽的貓式都有問題，現在柔軟度好很多，別說蹲，趴下去都沒問題！還有我的肚子本來比較大，做了一年

後變小了，體重也在不知不覺中減輕了兩公斤！

　　除了身體方面的改善，覺得自己的心靈方面也變得安定。就從剛提到先生心肌梗塞的這件事，就可以感受到自己的改變。當時先生在家突然心肌梗塞，一直喘不過氣，我們不知道他是心臟的毛病，還以為是因為他抽菸導致氣喘，想說去急診室掛個號就好了；沒想到才到急診室，他就在這時口吐白沫昏迷過去，後來馬上插管、送加護病房、安排做心血管手術，時間完全沒被耽誤。之後開刀也很順利，一般要開好幾個鐘頭，他開了三、四個鐘頭就出來了，清醒、恢復得也很快，算是很幸運、很順利地救回來。

　　這件事讓我深深感受到，拜佛真的可以讓人有安定、安全的感覺，我在這整個過程中一直能夠保持冷靜、平靜，有佛在心中，真的是不一樣；所以我心裡能夠定得下來，一直有信心，認為有佛菩薩的加持，先生一定不會有事，一切都會很順利。做大拜式之後，我覺得自己待人也變得更為和善，連先生都覺得我變得更不容易生氣、更能容忍，所以現在他也開始願意做做香功，以前可是都不願意接受呢。拜佛是真的有差，想著這樣一拜下去，都五體投地了，還有什麼好計較的？

見證實例 4　趙小姐｜ 51 歲｜中國社會科學院
　　　　　　　　　　　　哲學研究所博士

我上大拜式一年多了，之前因忙著寫博士論文，所以斷斷續續的來上課，不是那麼規律；現在論文已經完成，就一個星期都會固定來上一次課。說起來也有趣，當初帶我來上課的朋友，一來對大拜式的動作比較沒興趣，熱中於其他難度更高的瑜伽體位法，二來本身是天主教徒，所以最後並沒繼續來上課，反而是我堅持了下來。

　　剛開始發現有 108 大拜式這門課時，非常驚喜，沒想到在一個非佛教機構的健身房，居然可以開出這樣的瑜伽課程，真的非常特別，而且非常有福報；同時，我一直想學藏傳佛教那種五體投地的拜佛方式，但因我不是藏傳佛教徒，也不知道要去跟誰學，始終不得其門而入。記得自己第一次上完課，雖然覺得快要累暈了，但心中卻非常感動，有種想哭的衝動；之後再上課，動作就都可以跟上了，而且覺得老師的引導很有意義，會說明每個動作背後的含意，不像許多瑜伽老師是根本不解說，也不去糾正學生的動作。逐漸每次上完課，都有一種「輕安」的感受，覺得心情

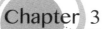
很平靜。

　　我在北京修課時，老師是中國大陸的印度哲學權威，所以我對 108 大拜式這門課的感受，某些方面可能比其他人來得深刻。我想如果每個做大拜式的人都可以向自己心中最高的「神聖」致敬──畢竟每個人都有屬於自身的神聖，就如印度哲學中「梵」的觀念，即指神性存在於萬物之中，是一種多神論的觀念，那麼，或許我們可以向自己心中最尊敬的神、師長、父母禮敬皆可。覺得 108 大拜式是一種修行與運動的結合，正如同「瑜伽」兩個字在梵文的原意就是「連結」，大拜式也讓我們心的意識與心中最高的神聖做一個連結，可以同時調和我們的身心靈。

〔見證4〕

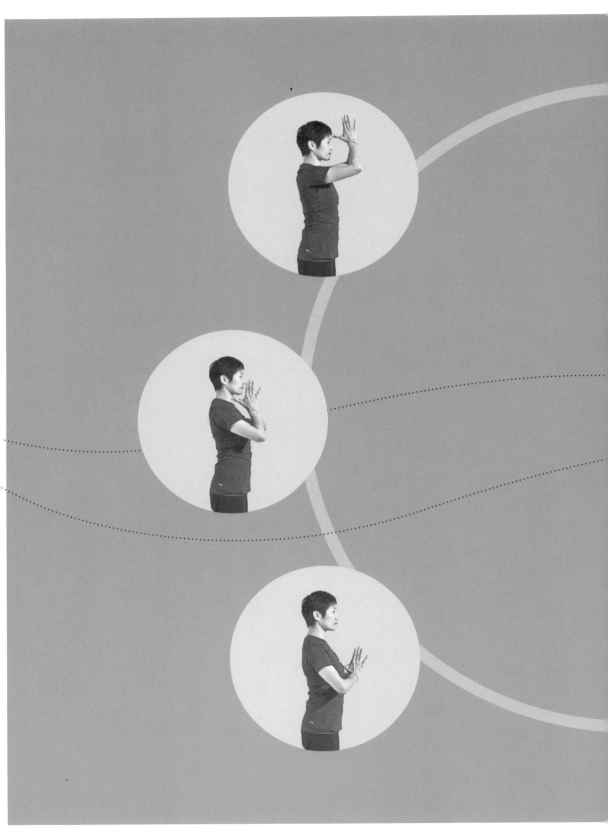

Chapter 4

淨罪集資
就在這一拜

大禮拜 · 嗡啊吽 · 三十五佛懺

只要你有真正的努力，
加持的力量一定來，
但是如果只是等在這裡，
加持的力量不會從天上掉下來的。

淨罪集資，就在這一拜

大禮拜 ・ 嗡啊吽 ・ 三十五佛懺

只要你有真正的努力，加持的力量一定來，

但是如果只是等在這裡，加持的力量不會從天上掉下來的。

——《恭錄 日常老和尚法語》

　　過去的我很好強，是愛出鋒頭的選手型人物，喜歡把焦點與目光都集中在自己身上，後來當了老師才發現，一個人的價值不在於讓自己獲得最多的掌聲與榮耀，而是有能力去幫助別人；直到學佛，才明瞭不僅要在「身」方面幫助別人，還要在「心」方面幫助別人。教了學生 108 大拜式之後，出乎我意料之外的是，他們在心靈上的收穫往往並不亞於身體上的收穫。

　　因此，我努力鞭策自己修心，提升內涵的質量，希望能學習佛陀的語功德，讓所有的學生都能在我的引導中，找到他們自身問題的解答。《華嚴經》中說道：「若人欲了知，三世一切佛，

應觀法界性，一切唯心造。」星雲大師也說，成就世間的最大動力，就是「三界唯心，萬法唯識」，世間萬有，都是我們的心識所變現、心識所成就；你的心有多大，世界就有多大。這些都說明了修心的必要。當我們身做大拜式、口誦嗡啊吽與三十五佛佛號時，倘若能對這些內涵有更深入的了解，必然有助於我們起恭敬心，更能與 108 大拜式這個善巧法門背後的深刻意涵相應。

大拜式——
源自佛教的大禮拜

我們所做的大拜式看似簡單，其實有著悠久深厚的歷史淵源，是源自《華嚴經》中善財童子為禮拜佛陀，故以虔誠恭敬心「如樹倒地」；此即為大禮拜的由來。它不僅是佛教的一種特殊禮拜方式，也是佛教信仰者最虔誠的禮佛方式，又有「頂大禮」、「磕大頭」、「磕長頭」等各種名稱；四加行中的大禮拜，就是將這種特殊的膜拜方式融入儀軌中的一種修行方法。據載，宗喀巴大師在山洞閉關期間，在一塊大石上做了三百五十萬次的大禮拜，石頭的稜角被磨到光華透亮；現在在該閉關處，仍可見到這塊大石。

這種「五體投地」的拜佛方式，基本上是以雙手合十，放到

頭頂、嘴前、胸前三個位置（代表身、口、意的淨化），然後匍匐到地上，將雙手盡可能向前伸直（因為身體能涵蓋的範圍愈大，功德就愈大），以膝蓋著地，全身伏地，向前推出，額頭觸地，口誦咒語或祈請文，合掌禮拜，再迅速起身（身體一觸地就要馬上起來，才能跳脫輪迴）。五體投地是為「身敬」、口中不斷念誦咒語或禮拜文是為「語敬」、心中不斷觀想上師與佛法僧三寶是為「意敬」，因此在大禮拜整個過程中，身、語、意三門皆可得到極好的統一與淨化。

在西藏，人們根深柢固的觀念就是要用虔誠頂禮的方式來淨除自身的罪障，祈求心靈解脫、跳脫輪迴，因此從小就習慣用這種大禮拜的方式來禮佛，宛如全民運動，不論是在繞塔寺經行、朝聖道路沿途，任何崎嶇髒污的地上，甚至冰天雪地、下大雨時也是照拜不誤，都是全身直撲、趴貼在地，雙手也向前伸直貼地，口中念誦著祈禱文或皈依文，五體投地、虔誠恭敬地禮拜，宛如只有佛和自己的存在，全心全意信賴上師、把自己完全託付給三寶。通常他們也會發願，譬如此生要圓滿多少拜，所以一邊拜時也會一邊計數。

許多西藏人背著涼蓆、手上戴著木屐，涼蓆一攤開，兩手一滑，就開始做大禮拜，非常虔誠恭敬。他們撲倒在地時，多以直接滑行向前的方式進行，所以速度很快；而且老一輩的人一天要拜成千上百次，手掌和膝蓋常磨到皮破血流，可能在天亮前就已

經起床拜完了數百拜，都是這樣拜過來的，不像現代人還會戴上棉手套或穿上護膝、護肘之類的護具。而無法用大禮拜來禮佛的年長者，可以採取小禮拜的方式，以身體的五處觸地頂禮，故又稱為「五體投地」；所謂的五體，就是額頭、雙手手掌和雙腳膝蓋這五個部位。這個方式也就是瑜伽中的「祈禱式」。

倘若以頂禮大禮拜的方式來修習，通常至少要拜到十萬遍才算圓滿。過程中身心所需承受的煎熬與辛苦，都是在考驗自己的恆心與毅力、培養堅定而深厚的虔敬心；同時透過專心、恭敬的禮拜，還可以調伏自己的傲慢心、培養謙虛的胸懷與態度。如果能夠恭敬地進行頂禮，當然就會有無量的功德。

若是見到佛像能合掌恭敬，以如此輕易的方式，即能種下將來成就圓滿菩提的因緣；而若能於聖地或具加持力的佛像跟前虔誠禮拜，必能累積更為殊勝與不可思議的功德。佛陀於《寶積經》中曾言：「我在世的時候，在我面前做禮拜、供養的功德，與我入滅後，在佛像跟前禮拜、供養的功德，沒有任何差別。」據述以前佛陀在世時，有一位比丘因為無法常常看見佛陀，就拿了佛陀的頭髮與指甲供在一座小佛塔中，每天對其恭敬頂禮。阿難知道了，便問佛陀這樣禮拜有什麼功德？佛陀回答，這位比丘將因他的虔誠頂禮而得到無量的福報；他每拜一次，身體、手腳覆蓋住多大的地面，由這塊地直到金剛地以上的所有微塵數量，就是他轉生為轉輪聖王的次數，而且他的功德還不止於此！

嗡 · 啊 · 吽——
供養一切有情，淨化身口意

　　我們之前說明「嗡啊吽」時，曾提及以手印碰觸四個脈輪
——頂輪、眉心輪、喉輪、心輪——的意涵代表佛陀的三十二相、
八十隨形好。進一步說明，雙手放在頂門（頂輪）是希望能藉此
擁有佛陀的頂髻之能力，這是佛陀最主要的相好；雙手放在眉尖
（眉心輪）是希望能藉此擁有佛陀的白毫相之能力，這是佛陀利
益眾生時會放射光芒的相好；雙手放在喉尖（喉輪），是希望能
藉此擁有佛陀的妙語梵音相，這是佛陀在宣說正法時，透過喉嚨
的法螺發出美妙響亮聲音的相好；至於雙手放在心尖（心輪），
則是希望能藉此擁有佛陀的一切遍智。

　　在上師瑜伽中，「嗡啊吽」這三個字是種子字，代表佛陀的
身口意之精華，威力極大，加持力也極大；多念「嗡啊吽」，不
僅可得到諸佛菩薩身口意的加持，還能消除自己身口意的業障。
藉由「嗡啊吽」的力量，我們可以用萬物來做布施、供養，因為
「嗡」有清淨之力、「啊」有增長之力、「吽」有變化所需之力；
譬如我們之前所打的比方，在供佛時供上一朵鮮花再誦念「嗡啊
吽」，這朵花就可以被淨化、增長到遍及一切法界那麼多，並且

釋迦牟尼佛

無憂德佛　娑羅延佛　功德華佛　清淨光遊戲神通佛　強花光遊戲神通佛

現無愚佛　寶月佛　無垢佛　勇施佛　清淨佛　清淨施佛　栴檀那佛

寶月光佛　歡喜藏摩尼寶積佛　寶蓮華善住娑羅樹王佛

水天佛　堅德佛　栴檀功德佛　無量掬光佛　光德佛

寶火佛　精進軍佛　龍尊王佛　寶光佛　金剛不壞佛

財功德佛　德念佛　善名稱功德佛　紅焰帝幢王佛　善遊步功德佛

鬥戰勝佛　善遊步佛　周匝莊嚴功德佛　寶華遊步佛　寶蓮華善住娑羅樹王佛

【三十五佛名號】

三十五佛名號原始圖檔　歡迎自行下載使用

可以變化成法界眾生所需要之物。因此，我們平時不管布施何物，不管是吃的、穿的，還是用的，都可以先念「嗡啊吽」再行布施，即可以此供養、利益一切有情眾生，也等於是發菩提心，讓眾生得到解脫。布施供養，也是累積福報（集資）的一種方法，因為你的福報好比一桶水，沒有往裡面加水，總是往外舀水，再大的桶也有一天會用罄。

再者，「嗡啊吽」也有淨化的力量。「嗡」是形色的精華、「啊」是聲音的精華、「吽」是心的精華，故「嗡」可淨化一切認知、「啊」可淨化一切聲音、「吽」可淨化我們的心念及思想等；因此，誦念「嗡啊吽」就是在淨化環境、自身及一切眾生。以佛的層次來說，「嗡啊吽」則代表了蓮花部諸佛的三身：「嗡」是法身，亦即阿彌陀佛；「啊」是報身，亦即大悲觀世音菩薩；「吽」是化身，亦即蓮花生大士。因此我們在做 108 大拜式時，虔誠恭敬地誦念「嗡啊吽」，不僅是把我們虔誠恭敬的禮拜與心念都供養給一切有情，更是為自己消除業障、累積福報功德。

三十五佛懺——
威力強大的除障法門

我們做 108 大拜式時，一邊誦念的三十五佛佛號，實是發想

自拜三十五佛懺。在《佛說三十五佛名禮懺觀行述記》中述及這部經文的緣起，在藏文中名《菩薩墮懺》，出自《佛說決定毘尼經》，亦名《三聚經》，以所修三事：一者懺悔，二者回向善根，三者隨喜回向，以此三聚而得名。在宗喀巴大師之前只有儀文，尚無觀修之法；直到宗喀巴大師修頂禮時，親見三十五佛現身空際，而後乃造此修觀儀軌。

實證菩提道次第、達到圓滿正覺境地的宗喀巴大師，完成了好幾十萬次的三十五佛禮拜，每天睡前還是要持三十五遍的三十五佛名，並說只要睡前持誦三十五佛名三十五遍，他就能以舒坦、安樂之心上床安眠，不必掛慮惡業或墮入惡趣；在宗喀巴大師的傳記中，並未特別強調他修過幾十萬次的金剛薩埵，卻強調他拜了許多次十萬拜的三十五佛。帕繃喀仁波切在《掌中解脫》中即說，宗喀巴大師之所以能夠為有情眾生帶來浩如虛空的利益，是得力於他在三十五佛除障法門上下過非常深厚的功夫。

其實，不只宗喀巴大師如此，許多菩提道次第的傳承上師，包括阿底峽尊者在內，每天都會勤修三十五佛懺並禮拜，據說當阿底峽尊者示現老邁、衰弱相的時候，仍然每天會做幾千次禮拜；宗喀巴大師的上師及其他許多傳承祖師也是如此，獲得極高的證量與成就。

由此可見，三十五佛懺是多麼深具威力的除障法門。帕繃喀

仁波切在《掌中解脫》中提到，初學者應下更多功夫在除障上。《入菩薩行論》提到要做三十五佛懺，早晚各持誦三十五佛名三次，具足四力而懺悔。《菩提道次第廣論》中所舉出的六種除障技巧，持誦三十五佛即為其中一種。大寶法王噶瑪巴也曾殷殷提醒，三十五佛懺悔文是各種懺悔文之中最重要的一種，修行人每天都該念一遍；他在「第三十屆噶舉大祈願法會」中強調懺悔的重要性，「從無始劫以來，有情眾生在輪迴中生老病死，從未停息，世界上沒有任何地方是我們未投生過的，所以多生多世以來造了無量的惡業，這些惡業若有形相，就會堆得像虛空一樣高。這些惡業，有成熟的、有未成熟的，但一定會成熟；未成熟者將在今生或來生造成障礙，所以若不懺悔，因為因果不虛，這些多生多世所積的惡業一定會成熟，因此一定要懺悔。」

持三十五佛名號──
淨除累劫惡業

為什麼一定要懺悔？因為能否懺悔、淨除罪業，關係著我們能否持續累積福德、實現此生任何希願、避免來世墮入三惡道、往生人天善趣，乃至證得圓滿佛果。淨除業障的關鍵，正如宗喀巴大師所言：「須以四力（依止力、對治力、拔除力、防護力）

恆常不斷地做懺悔，方能達成。」此即佛法中所說的「四力對治」。

倘若把我們的罪業比喻成某種絕症的話，要治療、根除這種病症，必須要有良醫與良藥，而佛就是醫治我們的醫藥，我們依靠佛的力量來除滅這項病症，此即「依止力」；另外，也必須對症下藥來治療，要知道哪裡生病、逐一對治並去除，此即「對治力」；而既然接受治療，當然希望根除此病，並將造成此病的各項因素都一概斬草除根，此即「拔除力」；既知得病之由、發病之因，從此在食衣住行各方面都小心防護，將來永遠不再得此病，此即「防護力」。四力修持的次序應如下：首先，生起堅定懺悔的心（拔除力）；其次，生起永不再犯的堅定心念（防護力）；再者，唯有依靠三寶的力量並發菩提心，方能淨除罪業（依止力）；最後，行禮拜、供養、持咒與懺悔，真正將罪業淨除（對治力）。

因此我們在做大拜式時，就像我們身心患病、遭受痛苦時去求醫，道理是一樣的，只是我們的醫生是佛。在現世，即便我們不追求成佛，只希求安樂不受苦，也要禮敬三十五佛來淨障；就算無法禮拜，至少可以合掌念誦三十五佛的名號，因為光是念誦三十五佛的名號，對我們就有極大的幫助。三十五佛中的每一尊佛，均會示現來淨化我們的心、去除我們累劫常犯的特定惡業，持一尊佛名一次，就可以淨除所有四百零四種疾病、困境的肇因以及修行的障礙。

Tips
頂禮、持誦三十五佛名號的功德與可淨除的罪業

01 釋迦牟尼佛：
　　能消過去世中一萬劫罪業。

02 金剛不壞佛：
　　能消過去世中一萬劫罪業。

03 寶光佛：
　　能消過去世中二萬劫罪業。

04 龍尊王佛：
　　能消過去世中千劫罪業。

05 精進軍佛：
　　能消過去世中一切口業。

06 精進喜佛：
　　能消過去世中一切意業。

07 寶火佛：
　　能消過去世中，一切兩舌破和合僧罪業。

08 寶月光佛：
　　能消過去世中一劫罪業。

09 現無愚佛：
　　能消過去世中宣說四眾過失罪業。

10 寶月佛：
　　能消過去世中弒母罪業。

11 無垢佛：
　　能消過去世中弒父罪業。

12 勇施佛：
　　能消過去世中弒阿羅漢罪業。

13 清淨佛：
　　能消過去世中出佛身血罪業。

14 清淨施佛：
　　能消過去世中一萬劫一切罪業。

15 娑留那佛：
　　能消過去世中驅逐阿羅漢罪業。

16 水天佛：
　　能消過去世中弒菩薩罪業。

17 堅德佛：
　　能消過去世中弒聖人罪業。

18 旃檀功德佛：
　　能消過去世中阻止齋僧罪業。

19 無量掬光佛：
　　能消過去世中毀壞塔寺罪業。

20 光德佛：
　　能消過去世中一切瞋業。

Tips
頂禮、持誦三十五佛名號的功德與可淨除的罪業

21 **無憂德佛：**
能消過去世中一切貪業。

22 **那羅延佛：**
能消過去世中一萬劫罪業。

23 **功德華佛：**
能消過去世中一萬劫罪業。

24 **清淨光遊戲神通佛：**
能消過去世中七劫罪業。

25 **蓮花光遊戲神通佛：**
能消過去世中一切意業。

26 **財功德佛：**
能消過去世中盜取僧物罪業。

27 **德念佛：**
能消過去世中毀謗高僧罪業。

28 **善名稱功德佛：**
能消過去世中一切嫉妒罪業。

29 **紅焰幢王佛：**
能消過去世中一切慢業。

30 **善遊步功德佛：**
能消過去世中兩舌罪業。

31 **鬥戰勝佛：**
能消一切煩惱。

32 **善遊步佛：**
能消過去世中一切教他作惡之罪。

33 **周匝莊嚴功德佛：**
能消過去世中隨喜不善之罪。

34 **寶華遊步佛：**
能消過去世中毀法謗法罪業。

35 **寶蓮華善住娑羅樹王佛：**
能消過去世中誣謗上師及破犯
誓句一切罪業。

以上即為持誦諸佛佛號的功德與所能消除的罪業，雖然看似有所不同，然此非因諸佛的證量與功德有所差別，而是由於諸佛往昔的願力，與對應眾生的根器與因緣，而有所差異。

那麼，拜三十五佛懺有沒有規定要在一天當中的何時進行，以及空間的擺設有沒有什麼要求呢？其實，拜三十五佛懺並不限在何時進行，也不限在何處進行，只需要一個瑜伽墊大小的空間及虔誠恭敬的心即可；如果想對著三十五佛的法照禮拜，也只需要保持乾淨整齊、恭敬法寶，不要讓法照被不當地折損、擠壓或堆積灰塵，這樣就可以開始進行了。

三十五佛懺儀軌

在進入三十五佛懺的儀軌之前，要先說明的是，在我們之前進行 108 拜時，是以誦念「嗡」、「啊」、「吽」來分別對應以雙手合掌碰觸「眉心輪」、「喉輪」、「心輪」，在時間有限的情況下則略過了「頂輪」。那麼，在正式拜三十五佛懺時，此處會稍加調整，即以誦念「南無婆伽梵」、「如來」、「應供」、「正遍知」來分別對應以雙手合掌碰觸「頂輪」、「眉心輪」、「喉輪」、「心輪」。

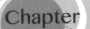

佛說三十五佛名懺

● 三稱三拜　　我與等虛空一切眾生，恆常

　　　　　　　皈依上師、皈依佛、皈依法、皈依僧。

● 三稱三拜　　唵，南無曼殊西利耶，南無殊西利耶，南無烏答麻西利耶，

　　　　　　　娑訶。

● 一拜　　　　南無婆伽梵如來應供正遍知釋迦牟尼佛

● 一拜　　　　南無婆伽梵如來應供正遍知金剛不壞佛

● 一拜　　　　南無婆伽梵如來應供正遍知寶光佛

● 一拜　　　　南無婆伽梵如來應供正遍知龍尊王佛

● 一拜　　　　南無婆伽梵如來應供正遍知精進軍佛

● 一拜　　　　南無婆伽梵如來應供正遍知精進喜佛

● 一拜　　　　南無婆伽梵如來應供正遍知寶火佛

● 一拜　　　　南無婆伽梵如來應供正遍知寶月光佛

● 一拜　　　　南無婆伽梵如來應供正遍知現無愚佛

● 一拜　　　　南無婆伽梵如來應供正遍知寶月佛

● 一拜　　　　南無婆伽梵如來應供正遍知無垢佛

● 一拜　　　　南無婆伽梵如來應供正遍知勇施佛

- 一拜 　南無婆伽梵如來應供正遍知清淨佛
- 一拜 　南無婆伽梵如來應供正遍知清淨施佛
- 一拜 　南無婆伽梵如來應供正遍知娑留那佛
- 一拜 　南無婆伽梵如來應供正遍知水天佛
- 一拜 　南無婆伽梵如來應供正遍知堅德佛
- 一拜 　南無婆伽梵如來應供正遍知栴檀功德佛
- 一拜 　南無婆伽梵如來應供正遍知無量掬光佛
- 一拜 　南無婆伽梵如來應供正遍知光德佛
- 一拜 　南無婆伽梵如來應供正遍知無憂德佛
- 一拜 　南無婆伽梵如來應供正遍知那羅延佛
- 一拜 　南無婆伽梵如來應供正遍知功德華佛
- 一拜 　南無婆伽梵如來應供正遍知清淨光遊戲神通佛
- 一拜 　南無婆伽梵如來應供正遍知蓮花光遊戲神通佛
- 一拜 　南無婆伽梵如來應供正遍知財功德佛
- 一拜 　南無婆伽梵如來應供正遍知德念佛
- 一拜 　南無婆伽梵如來應供正遍知善名稱功德佛
- 一拜 　南無婆伽梵如來應供正遍知紅焰幢王佛
- 一拜 　南無婆伽梵如來應供正遍知善遊步功德佛
- 一拜 　南無婆伽梵如來應供正遍知鬥戰勝佛

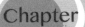

Tips
正式禮拜三十五佛懺之儀軌

● 一拜　南無婆伽梵如來應供正遍知善遊步佛

● 一拜　南無婆伽梵如來應供正遍知周匝莊嚴功德佛

● 一拜　南無婆伽梵如來應供正遍知寶華遊步佛

● 一拜　南無婆伽梵如來應供正遍知寶蓮華善住娑羅樹王佛

● 一拜　南無婆伽梵如來應供正遍知法界藏身阿彌陀佛

● 一拜　南無婆伽梵如來應供正遍知如是等一切世界，諸佛世尊，常

住在世。願諸世尊，慈哀念我。

若我此生，若我前生，從無始生死以來所作眾罪，若自作，

若教他作，見作隨喜。

若塔，若僧，若四方僧物。若自取，若教他取，見取隨喜。

五無間罪，若自作，若教他作，見作隨喜。

十不善道，若自作，若教他作，見作隨喜。

● 一拜　所作罪障，或有覆藏，或不覆藏；應墮地獄餓鬼畜生諸餘惡道，

邊地下賤及彌戾車，如是等處；所作罪障，今皆懺悔。

● 一拜　從此制止。

今諸佛世尊當證知我，當憶念我。

我復於諸佛世尊前，作如是言：若我此生，若我餘生，曾行

布施，或守淨戒，乃至施與畜生一搏之食，或修淨行所有善

根，成熟眾生所有善根，修行菩提所有善根，及無上智所有

善根。

- ● 一拜   一切合集校計籌量，皆悉回向阿耨多羅三藐三菩提。

                              如過去未來現在諸佛所作回向，我亦如是回向。

- ● 一拜   眾罪皆懺悔，諸福盡隨喜，及請佛功德，願成無上智。

                              去來現在佛，於眾生最勝，無量功德海，歸依合掌禮。

                              身業有三種，口業復有四，以及意業三，十不善盡懺。

                              從無始時來，十惡五無間，心隨煩惱故，諸罪皆懺悔。

- ● 一拜   我昔所造諸惡業，皆由無始貪瞋痴，從身語意之所生，

                              一切我今皆懺悔。

- ● 一拜   南無大行普賢普薩
- ● 一拜   南無大悲觀世音菩薩
- ● 一拜   南無大智文殊師利菩薩
- ● 三稱三拜   皈依上師、皈依佛、皈依法、皈依僧。
- ● 一拜   願此殊勝功德，回向法界有情，盡除一切罪障，共成無

                              上菩提。

- ● 三拜圓滿

我們在拜三十五佛懺時，可以將親人觀想在旁一同禮敬諸佛、一同拜懺。倘若我們拜三輪，第一輪應以懺悔之心，觀想白光淨除、洗滌自己的罪障，讓罪障從我們的腳底出去；第二輪應讓加持力進入身體，觀想黃光盈滿身體；第三輪則讓這晶瑩剔透的淡黃色光芒安住在我們的心間，與我們的身心相契合。

許多上師，包括聖嚴法師都曾說過，拜懺要有用，是要拜到自己心中確實生起悔過之心，確實認為自己做錯了。原本厚重的煩惱蒙蔽了我們的心，但拜到後來，藉由這淨化的過程，會愈來愈清楚地看到自己以前做錯的事，而且開始會生起懼怕之心，認知到拜佛的重要性，知道拜佛真的可以解決自己的問題；有時要拜上數年之久，才會開始領悟到自己的造業，生起真正的懺悔之心。要直到這時，拜懺真正的意義才會顯現出來。同時，我們也要知道，即便沒有成佛渡眾之心，而只為了世俗的成功、現世的安樂，解決之道仍是「淨障集資」。任何事情都一樣，只要練習久了，必然會愈做愈好，拜三十五佛改變自己的生命，就從今天開始吧！

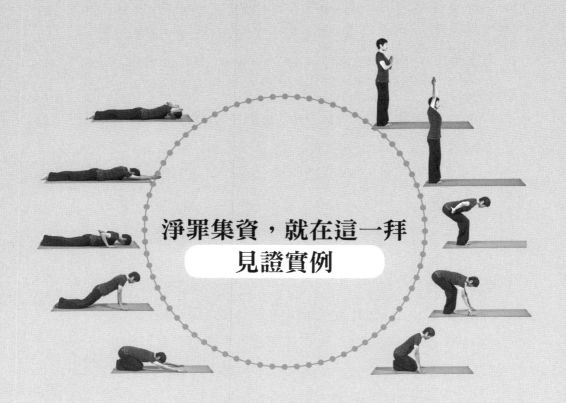

淨罪集資，就在這一拜
見證實例

見證實例 1　黃小姐｜ 60 歲｜美術設計工作者員

我是早產兒，出生才一個月就染上了肺炎，在我們那個年代的肺炎，幾乎是沒得救的；但我母親花了大把的錢，把我從死神手中搶救回來。雖然救回來了，但我從小就先天不良，體弱多病，免疫力差。從有記憶起，我不像其他小朋友放學可以去玩、可以回家，而是每天放學都被母親接去醫院看病；我的整個學生階段，甚至到了高中、大學，都是這樣度過，即便出了社會開始工作，還是三、兩天就去醫院報到。我發現我的人生只有家裡和醫院。

但我的身體的確不爭氣，只要一變天或冷熱交替，比方說進出冷氣房、溫差過大，馬上就感冒了。我的病症叫做間質性肺炎，就是肺部會長許多泡泡，而且隨著年紀漸長，功能衰退得愈來愈厲害。尤其十年前開始，就拿簡單的走路來說，我因為胸部凹陷得很嚴重，肺活量不夠，心肺功能只有正常人的一半，心臟還過開刀、做過心導管手術；所以我無法久走，光是過個馬路就非常地辛苦，會一直喘，走在距離較長的斑馬線上，還沒辦法一次穿越，更別說爬樓梯，根本是要我的命，光是爬上二樓，就會喘到快死掉。所以

十年前，我開始得吃類固醇來治療，而且醫生告訴我，我下半輩子都得服用類固醇來抵抗這樣的發炎症狀。

為了改善自己的健康狀況，一直努力保持運動的習慣，像是打桌球、打羽毛球等，嘗試了許多運動，但是都沒什麼成效。直到六年前因一次意外，導致我的手臂韌帶斷掉，於是開始跟著 Joyce 老師做瑜伽；前面兩、三年時間，我上的只是一般正統的瑜伽課，後來開始跟老師上私人訓練課程，才有了更進一步的接觸。當時老師開始接觸佛法與《菩提道次廣論》的課程，我也是因為這樣的機緣，開始去上佛法的課。因為當時，老師開始認識到大拜式的功德，所以在她正式開 108 拜的課程之前，就已經先在私人課程中教我如何做大拜式，並且帶著我拜三十五佛懺；而我也從此養成了這個習慣，會在家裡做大拜式、拜三十五佛。

這六年來，我的病症有了非常顯著的改善。從一開始跟著老師做太極瑜伽，直到三年前做大拜式、拜三十五佛懺，這幾年一路持續下來，現在幾乎可說是完全好了，甚至可以把類固醇的藥逐步減量，最後完全停掉。我現在氣色很好，走路、爬樓梯都沒有問題，過個很長的馬路也可以一口氣就走過去，還可以小跑

步，就像正常人一樣，連抵抗力跟免疫系統也都變好
了，幾乎不大感冒。而從小因為胸部凹陷而顯得很大
的肚子，持續做了大拜式之後，肚子竟然消了下去，
褲子尺碼從 XL 變成了 M！

　　我先天體力不佳，一次拜不完 108 拜，試過拜到
60 拜已是極限了；而拜三十五佛懺，需要做的大拜式
大約就是 60 拜。不過我發現做了大拜式之後，體力明
顯變好。比方說，我常常上了老師的陰瑜伽課程（老
師會帶我們拜一輪 36 拜的大拜式）之後，再接著上老
師的私人訓練課程，訓練肌耐力；我反而會覺得接下
來的這堂私人課程非常輕鬆，一點都不累。

　　所以目前，我考慮到自己白天的外務較多，就把
拜三十五佛懺安排在晚上就寢前做，平常用長拜的方
式，體力不濟時就用短拜的方式；拜完後靜坐一下，
然後洗澡、上床睡覺，都可以一覺到天亮；以前偶爾
還會失眠，現在連睡眠品質都改善了。當然有時候比
較不方便，譬如真的太不舒服、太累，或是出國旅行
時，我也沒有堅持一定要天天拜，但基本上已經變成
生活中的一部分了。

　　我相信自己身體健康的改善，運動、飲食習慣、
作息、睡眠、心情等各項因素的配合，都有很大的幫

助，以實事求是的角度來看，我沒有證據說絕對、全都是大拜式的功勞，但無庸置疑、可以肯定地說它絕對是居功厥偉。因為我接觸到這項對的、適合的運動，找出正確的運動方向，這是我覺得大拜式功德最大的地方。大拜式是一項老少皆宜的運動，對每個人都會有幫助；像我這樣的藥罐子，持續做下去，孱弱的身體持續變好，更何況其他人？

見證實例 2　孫先生｜**62 歲**｜**水產進口公司董事長**

　　十年前，我就成為第一批響應政府南進政策、前進印尼從事水產業的台商，之前是與朋友合資開公司，後來獨資成立了自己的公司。從事我們這行，因為與國外有業務往來，工作性質比較特殊，所以必須全年三百六十五天、每天二十四小時營業，員工必須分早、晚兩班輪流上班，幾乎全年無休，只有除夕那天放假。身為老闆，自是和員工一樣，工作時間從早到晚，手機從不關機。

　　五年前開始跟著 Joyce 老師上一對一的私人訓練課程，一直上到現在。開始是太太幫我安排的，因為我那種 7-11 式的工作形態，對精神與體力的負擔都很大，年輕時還熬得過來，到了五十幾歲開始有些吃不消；當時太太有在上 Joyce 老師的瑜伽課，就建議我去上看看，又因為時間不好配合，所以我一開始就是上一對一的課程。上了幾次課之後，覺得對身體挺有幫助，於是就一直持續，至今上了一年多。上課的內容都是以一般的瑜伽課程為主，直到三年前我發病，才開始接觸到大拜式與三十五佛懺。

　　三年前我得了憂鬱症，而且是重度憂鬱症，至今

仍無法確定是什麼原因引發，因為那時候的我，各方面都沒有問題，健康狀況也好，公司的財務狀況也沒問題。真要說起來，或許是因為長期累積下來的工作壓力，剛好在那個時間點爆發出來；再加上我從小養成凡事一肩扛的習慣，也是壓力使然。我在眷村長大，家境貧苦，父親很早就過世了，單靠母親扶養我們；所以我很早就出社會打拚，因為完全沒有資源，也只能靠自己獨力去承受、面對、處理各式各樣的問題與困難，譬如公司這時需要現金週轉，我就得到處調頭寸，來解決財務上的燃眉之急。我想，這些都是數十年累積下來的壓力吧。

我的憂鬱症來勢洶洶，狀況最糟時，根本不想起床張開眼睛去面對現實，嚴重到只想跳樓。我去醫院看精神科時，醫生不讓我走，要我住院；當時，整個人的焦躁不安已經到了一個頂點，但我不願住院，他只好當場打了一劑很強的鎮靜劑，讓我陷入呆滯的狀態。那時我可以三天不吃飯，眼前一桌菜，還是吃不下，完全沒有食慾；三天不睡覺，整夜失眠已經累個半死，才睡著十分鐘又馬上驚醒；五分鐘都坐不住，焦躁不安到極點，想到的都是天要塌下來了、地球要爆炸了這些。總而言之，當時整個身心狀況是，吃不

下睡不著，想的全是壞事。許多憂鬱症患者到了這個地步時，會覺得死是唯一的出路，因為死掉是比活著還舒服的一件事。

其實，我當時有豐富的醫療資源與人脈可以諮詢並協助。這是因為我在幾年前曾經和一些朋友發起一個慈善協會，目前的理事長是嚴長庚先生，也就是嚴長壽的大哥；他們有一個公益平台基金會，如果有些事務無法兼顧，就會請我們協會來協助。譬如三年前有間位於台東偏鄉的聖保羅醫院，為了接送山區許多原住民部落中的老人，需要一輛復康巴士；協會後來花了兩百四十萬元，購入一部巴士捐給醫院。這個協會的組成成員，有一大半是各科的醫生，所以當我發病時，也因而得以接受許多名醫的治療，不停地換醫生，到最後，精神科的名醫我大概都看遍了。

目前的病情是已經得到控制到穩定下來，根據醫生診斷，已經恢復了八成五，不過仍並須持續服藥和定期回診。我後來才知道，所謂憂鬱、躁鬱、恐慌、焦慮等精神官能症，其實源頭是一樣的，只是表現出來的症狀不同；這就像是一個人得了感冒，可能會有流鼻水、咳嗽、頭痛、喉嚨痛等種種症狀，但歸根究柢都是因為得了感冒。另外據我所知，會使人發病的

因素有三：第一是周遭的生活環境；第二是遭遇突發狀況或重大打擊；第三是腦部缺乏某些神經傳導物質，譬如多巴胺、血清素等，所以要靠藥物來補充，補充到可以平衡就沒事了。

我的病情至今可以穩定地控制下來，除了靠看診及服藥，陸續接觸到大拜式、三十五佛懺與《廣論》，對我的療癒功效實不亞於醫生的治療。發病時，已經跟 Joyce 老師上了一年多的瑜伽課了，Joyce 老師那時開始接觸到大拜式，所以也會在私人訓練課程中教我做大拜式；嚴格算起來，從那時候到現在，我做了一年多近兩年的大拜式。每次上課，除了一般瑜伽動作，Joyce 老師還會帶我做三十五佛懺，其中包括了大約 60 拜的大拜式，深刻感受到它對我的幫助。所以目前不管多有忙，仍盡可能維持一個星期規律地跟 Joyce 老師上三次課程。

當時 Joyce 老師花了許多時間精力在開導、幫助我走出低潮。除了帶我接觸大拜式，她也極力建議我去福智學苑上《廣論》的課程，認為對我的心理問題一定會有幫助。我原本是個沒有特定宗教信仰的人，雖然也有基督教、回教的朋友，但是教堂我一步都沒踏進去過，廟宇也是只有以前看母親在拜拜而已，所

以她苦口婆心勸了無數遍，我始終無動於衷；最後是
她連報名表都幫我準備好了，在不好意思的情況下，
被半強迫去上了第一次的課；當時，一方面也是因為
我的病，讓自己覺得已經沒有解決的出路了，所以才
想說去試試吧。沒想到，至今斷斷續續已上了兩年的
課，後來能接受拜三十五佛懺，也是因為接觸《廣論》
的緣故，所以拜起來能有相應的感受，也讓自己的精
神有了寄託與歸依。因此，我一直非常感恩 Joyce 老
師，她花了許多精力時間在幫助我，一直不放棄且不
斷鼓勵，一路帶著我接觸《廣論》與三十五佛懺，我
的病能好，雖然醫生和藥物都有幫助，但至少有一大
半是 Joyce 老師的功勞。

　　生了這場病，加上接觸《廣論》、做三十五佛懺，
雖然我沒辦法確切說出是哪一件事對我的影響最大，
但整體來說，我覺得自己的個性有了滿大的轉變。以
前的個性是，我說了算，我做的決定沒人能改變，只
能聽我的；現在的我，盡量把「我」放淡，對事情的
「我執」也變淡了，看得比較透徹，覺得看好不一定
好、看壞也不一定壞。現在我領悟到，我自己用不到
的金錢財富，對我來說就是沒有用的；就像《廣論》
中所說的「念死無常」，拿我名下的幾棟房子來說，

我也不過就是暫住，等到不在人世時，那些房子還在，而且換了人住，也不再屬於我。當一個人死了之後，還有什麼東西是他的呢？所以現在的我，隨時可以捐出五百萬、一千萬，但這不是有沒有錢的問題，而是捨不捨得的問題。所以日後我立的遺囑中，除了給太太與小孩的部分，其他的我都會捐出去幫助公益團體。

從另一個角度來看，生這場病對我來說，反而是件好事，是一種加分，讓我有機會大澈大悟，調整自己的心態。逐漸把「我執」變小，開始尊重別人，改變自己的態度，連我太太都覺得我像是變了一個人。學了佛之後，知道此生遇到的人都是有緣的人，不管是對你好的人，還是對你不好的人；遇到前者，要心存感激他對你的好；遇到後者，要懺悔自己，因為你以前可能做過傷害他的事，你對他的不好 可能百倍於他現在對你的不好。若是能夠這麼想，心裡就不會有怨念了；比方說有人跑你的錢，這可能是因為你上輩子跑了他很多錢，所以你不如就當作還債吧，這輩子能多還一點就多還一點，免得下輩子還要還。

我想在身體方面，不管你拜不拜佛、拜不拜懺，大拜式都是一項很好的運動。我本身是因為有精神官能症的問題，所以不管是在身體、心理與心靈各方面，都是

把三十五佛懺當成一種自我治療的方式。雖然無法以量化的方法來明確判斷它有多大的功效，但是它所產生的正面影響與幫助，別說是百分之百，可說百分之一萬是無庸置疑的。

感謝

　　我從什麼時候開始，會感恩父母賦予我生命？是在遇見^上日^下常老和尚之後，他教會我認清生命的價值，發現真正的快樂，是有能力去做對別人有幫助的事。

　　我從什麼時候開始，會珍惜自己所遇見的每一個人，並感念對方給予我的幫助和學習，讓我能夠在這世上生存之餘，也能貢獻出自己一點點的力量，令這世界變得更好？是在跟隨日常師父學習佛陀的智慧傳承《菩提道次第廣論》之後，我看見了一種清淨光明的慈悲心，想要讓自己的心也能如此充滿著光明和希望，並且能夠讓這樣的光照亮所有黑暗、照亮世上每一個角落，透過108 大拜式，透過拜三十五佛懺，令每一個生命離苦得樂。

　　接觸佛法之後，一開始我只想藉著大拜式自學自修，同時還可以幫助到別人。但事實是，只要勤懇用功的人都會發現做了大

拜式之後，自身或他人所產生的不可思議之轉變；這其實是親近佛菩薩而得到的加持力量，可是對蜻蜓點水、淺嚐即止的人來說，所得當然就有限。

這一路走來，要感謝的人多不勝數。首先要感謝 True Yoga 的老闆 Jeffrey 支持，讓我能開設「108 大拜式」這堂課，不但幫助了很多學生，將來更有機會幫助到很多讀者，功德無量。時大音樂則用心協助密集嘛的編曲，讓我們在進行大拜式的過程中亦可一邊藉著音樂淨化心靈、得到內心的平靜。還有福智廣論班班長及師姐師兄、為本書作序的中山醫院前院長吳濬哲醫師、以及書中所有接受訪問之專家與見證者的默默協助，皆成全了本書的出版。

最後，我要感恩師父佛菩薩，感恩生命中出現的每一個人，感恩認識或不認識的一切如母有情。我相信只要我們發心正確，這就是一份寶貴的禮物，有福報的人會遇到，有智慧的人會珍惜。

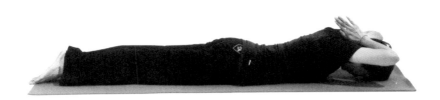

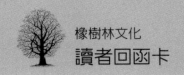

橡樹林文化
讀者回函卡

感謝您對橡樹林出版社之支持，請將您的建議提供給我們參考與改進；請別忘了
給我們一些鼓勵，我們會更加努力，出版好書與您結緣。

姓名：_____ □女 □男 生日：西元_____年

Email：_____

● 您從何處知道此書？

　　□書店 □書訊 □書評 □報紙 □廣播 □網路 □廣告 DM □親友介紹

　　□橡樹林電子報 □其他_____

● 您以何種方式購買本書？

　　□誠品書店 □誠品網路書店 □金石堂書店 □金石堂網路書店

　　□博客來網路書店 □其他_____

● 您希望我們未來出版哪一種主題的書？（可複選）

　　□佛法生活應用 □教理 □實修法門介紹 □大師開示 □大師傳紀

　　□佛教圖解百科 □其他_____

● 您對本書的建議：

_____

_____

_____

_____

_____

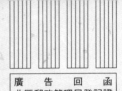

廣 告 回 函
北區郵政管理局登記證
北 台 字 第 10158 號
郵資已付 免貼郵票

104 台北市中山區民生東路二段 141 號 5 樓

城邦文化事業股分有限公司

橡樹林出版事業部　收

請沿虛線剪下對折裝訂寄回，謝謝！

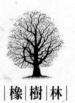

|橡|樹|林|

書名：108 大拜式　書號：JP0128

眾生系列 JP0128

108 大拜式（附贈光碟）

練習拜佛瑜伽，幫助你遠離病痛、消除業障、增加正能量，找回全新的自己！

作　　　者／JOYCE（翁憶珍）
內 文 撰 寫／林資香
特 約 編 輯／林俶萍
協 力 編 輯／李　玲
業　　　務／顏宏紋

總　編　輯／張嘉芳
出　　　版／橡樹林文化
　　　　　　城邦文化事業股份有限公司
　　　　　　104 台北市民生東路二段 141 號 5 樓
　　　　　　電話：(02)2500-7696　傳真：(02)2500-1951
發　　　行／英屬蓋曼群島商家庭傳媒股份有限公司城邦分公司
　　　　　　104 台北市中山區民生東路二段 141 號 2 樓
　　　　　　客服服務專線：(02)25007718；25001991
　　　　　　24 小時傳真專線：(02)25001990；25001991
　　　　　　服務時間：週一至週五上午 09:30 ～ 12:00；下午 13:30 ～ 17:00
　　　　　　劃撥帳號：19863813　戶名：書虫股份有限公司
　　　　　　讀者服務信箱：service@readingclub.com.tw
香港發行所／城邦（香港）出版集團有限公司
　　　　　　香港灣仔駱克道 193 號東超商業中心 1 樓
　　　　　　電話：(852)25086231 傳真：(852)25789337
　　　　　　Email: hkcite@biznetvigator.com
馬新發行所／城邦（馬新）出版集團【Cité (M) Sdn.Bhd. (458372 U)】
　　　　　　41, Jalan Radin Anum, Bandar Baru Sri Petaling,
　　　　　　57000 Kuala Lumpur, Malaysia.
　　　　　　電話：(603) 90578822　傳真：(603) 90576622
　　　　　　Email：cite@cite.com.my

內 頁 版 型／兩棵酸梅
封 面 設 計／兩棵酸梅
內文圖片攝影／雅士廣告有限公司 黃威博
印　　　刷／中原造像股份有限公司
初 版 一 刷／2017 年 6 月
I S B N ／978-986-5613-48-8
定　　　價／380 元

城邦讀書花園
www.cite.com.tw

國家圖書館出版品預行編目 (CIP) 資料

108 大拜式：練習拜佛瑜伽幫助你遠離病痛、消除
業障、增加正能量，找回全新的自己！/ 翁憶珍作. --
初版. -- 臺北市 ：橡樹林文化，城邦文化出版：家
庭傳媒城邦分公司發行, 2017.06

　　　面； 公分. --（眾生系列：JP0128）

ISBN 978-986-5613-48-8（平裝附光碟片）

1. 瑜伽

411.15　　　　　　　　　　　　　106007998